SHIATSU
Heilsame Berührung

Durch sanften
Druck der Hände
Verspannungen
lösen,
Lebensenergie
aktivieren.

Das GU Übungsbuch
zur Partner-Behandlung

Klaus Metzner

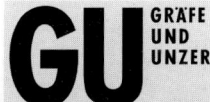

GU
GRÄFE
UND
UNZER

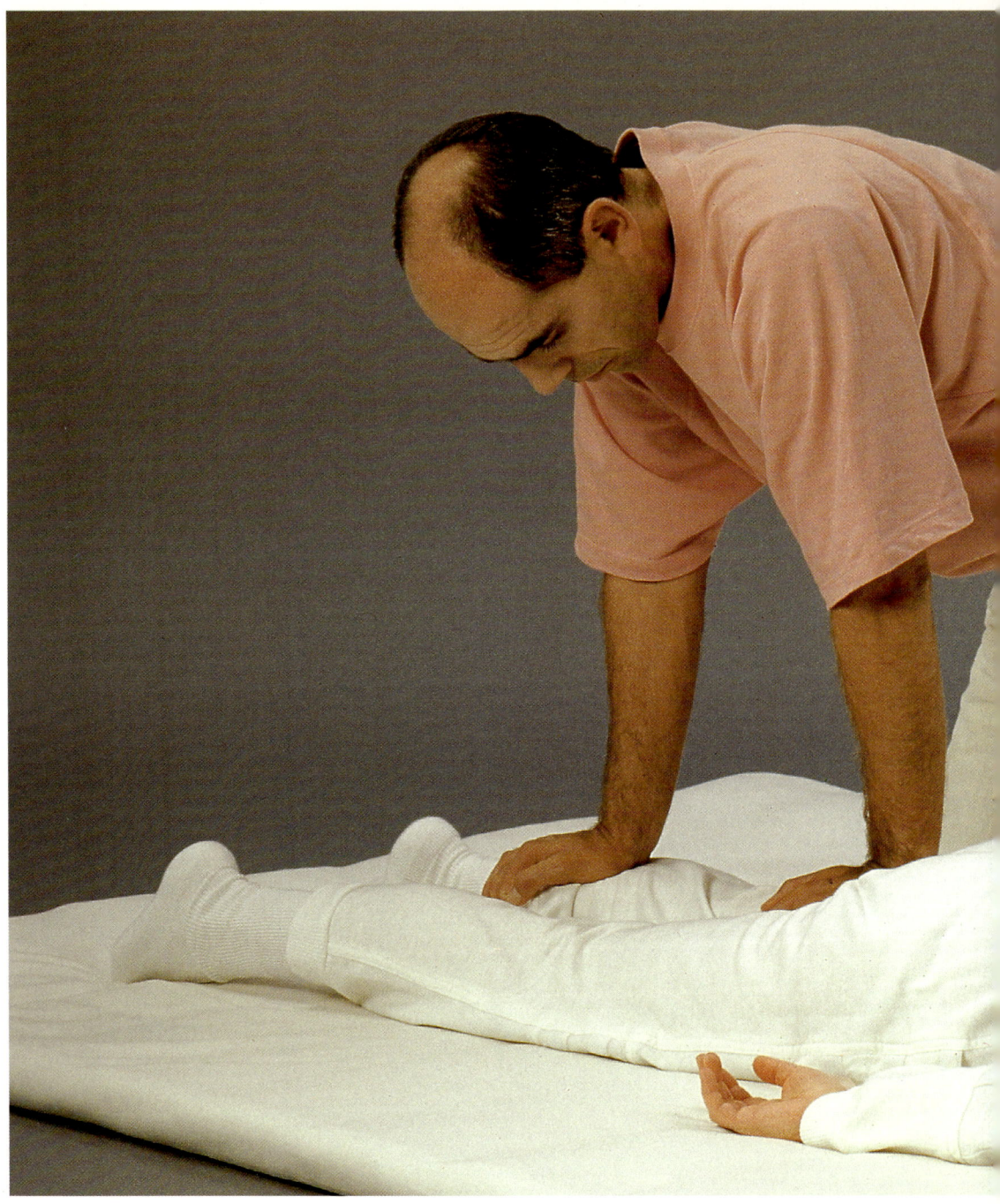

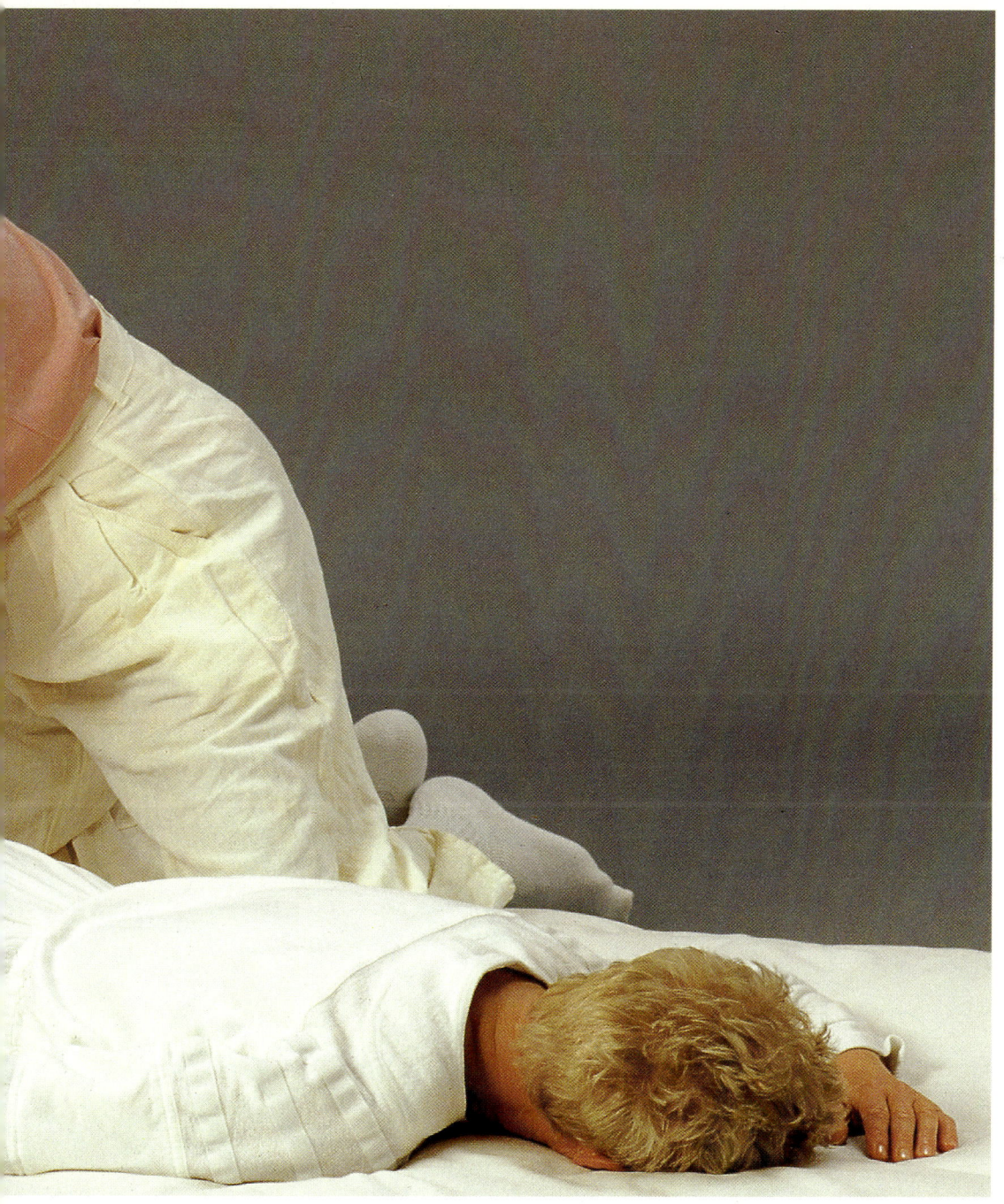

Klaus Metzner
10 Jahre Schüler von Wataru Ohashi und enge Zusammenarbeit mit dessen New Yorker Shiatsu-Schule. Mitbegründer des Europäischen Shiatsu-Instituts.
Shiatsu-Heilpraxis in München, internationale Vortrags- und Lehrtätigkeit.

Wichtiger Hinweis
Shiatsu ist eine Behandlungsform zur Aktivierung der Lebensenergie, die sowohl alleine als auch zusammen mit einem Partner ausgeübt werden kann. In diesem Buch sind ausschließlich Techniken für die Partner-Behandlung beschrieben.
Jeder Leser ist aufgefordert, in eigener Verantwortung zu entscheiden, ob er einem Partner eine Shiatsu-Behandlung geben möchte. Dazu ist es nötig, daß er selbst und sein Partner gesund sind und er die Anleitungen zur Behandlung sorgfältig beachtet.

Redaktion: Doris Schimmelpfennig-Funke
Lektorat: Michael Kurth
Fotos: Christophe Schneider
Layout: Ludwig Kaiser
Typographie: Robert Gigler
Herstellung und Satz (DTP): Felicitas Holdau
Umschlaggestaltung: Heinz Kraxenberger, Ludwig Kaiser
Reproduktionen: Gebr. Czech & Partner
Druck: Eberl GmbH
Bindung: Franz Kraus Druckverarbeitung

Auflage 9. 8. 7. 6. 5.
Jahr 99 98 97 96 95

ISBN 3-7742-1143-4

Inhalt

Ein Wort zuvor

Immer mehr Menschen suchen nach Übungs- und »Therapie«-Methoden, mit deren Hilfe sie innerer Unruhe und körperlichem Unwohlsein wirkungsvoll begegnen können. Die gerade in den letzten Jahren stark angewachsene »Flut« der angebotenen westlich wie östlich geprägten Methoden hat viele Menschen eher verwirrt. Keiner weiß eigentlich so recht, welche der vielen Methoden er wählen soll und ob er es sich zutrauen kann, eine als wirkungsvoll gepriesene Behandlung auszuüben. So kommt es, daß viele sich auf ihrer Suche zunehmend wieder auf die natürlichen Möglichkeiten und Gegebenheiten des Menschen besinnen – auf Übungs- und Behandlungs-Methoden, deren Ausübung keine besonderen Fähigkeiten voraussetzt.

Shiatsu ist eine dieser Methoden – jeder Mensch, ob jung oder alt, ob erfahren oder unerfahren, kann Shiatsu ausüben.

Shiatsu –
ein Gespräch
ohne Worte

In dem »Gespräch ohne Worte«, als das man eine Shiatsu-Behandlung bezeichnen könnte, geht es um eine zugewandte, einfühlsame Begegnung zweier Menschen: Der Behandelte gibt sich vertrauensvoll in die Hände des Behandlers; dieser erspürt die körperlichen und geistig-seelischen Regungen des Behandelten und gleicht »Schwächen und Stärken« in der Befindlichkeit seines Partner durch sanfte Berührung aus. Shiatsu also ist Geben und Nehmen gleichermaßen, ist Ausgleich, es bedeutet Anregung und Entspannung zugleich – auf der Basis von Offenheit und Vertrauen.

Mit Hilfe dieses Buches können Sie sich mit den »Grundlagen« von Shiatsu vertraut machen. Einfache Übungen lehren Sie, mit Ihren Händen und mit Ihrem Körpergewicht bewußt umzugehen, um schließlich die Ganzkörper-Behandlung mit einem Partner wirkungsvoll durchführen zu können.

Lesen Sie das Buch bitte ganz durch, bevor Sie mit der Behandlung beginnen. So können Sie sich vorab ein Bild davon machen, worauf es in einer Shiatsu-Behandlung ankommt, und mit welch einfachen »Mitteln« Sie sich selbst und Ihrem Partner zu mehr Wohlbefinden verhelfen können.

Shiatsu – natürliche Behandlung

Heilkraft in unseren Händen

Lange bevor wir Menschen die Welt mit Hilfe des Kopfes zu verstehen versuchten, hatten wir sie mit unseren Händen begriffen. Unser Gehirn war noch kaum entwickelt, da mußten sich unsere Hände im Wahrnehmen und Gestalten der Welt bereits bewähren. Heute »begreifen« wir die Welt vor allem mit Hilfe unseres Verstandes. Noch immer aber besitzen unsere Hände – vor allen anderen Möglichkeiten – eine wichtige Bedeutung für unseren Umgang mit der Welt und mit anderen Menschen.

Beim Kleinkind ist es der Tastsinn, der sich als erster der fünf Sinne voll entwickelt. Im Ertasten, Berühren, Befühlen erschließt sich das Kind seine Umgebung und begreift ihren Sinn. Die Eltern lassen ihr Kleines Liebe und Wärme spüren, indem sie es mit ihren Händen liebevoll halten und streicheln. Auch wenn wir als Erwachsene etwas Neues betrachten und bestaunen, wollen wir es oft instinktiv berühren, um mehr darüber in Erfahrung zu bringen.

Menschen, die uns vertraut sind oder die wir gern haben, zeigen wir durch körperliche Nähe und Berührung unsere Zuneigung. Verliebte halten sich an den Händen, möchten den Partner »auf Händen tragen«, legen »ihr Herz in des anderen Hände«.

Körperliches und seelisches »Weh« wird gelindert

Wenn wir uns verletzt haben, sorgen unsere Hände schnell für Besserung. Bevor unser Verstand verstehen kann, was passiert ist, sind unsere Hände schon bei der schmerzenden Stelle, um sie zu reiben, zu halten oder zu drücken. Auch wenn der Schmerz dadurch nicht beseitigt ist, tritt doch ein Gefühl der Linderung ein. Hat ein Kind sich wehgetan, ist die Mutter oder der Vater schnell bei ihm, nimmt es zu sich und hält das zerkratzte Knie, den schmerzenden Finger. Die ungeteilte Zuwendung der Eltern, ihr gutes Zureden, das zärtliche Streicheln läßt das Kind bald weiterspielen, als sei nichts geschehen.

Wenn allerdings das Innere eines Menschen durcheinander ist, wenn jemand sich nicht gut fühlt und die zugezogene Verletzung seelischer Art ist – wo soll er dann die Hände hinlegen? Den meisten Menschen ist ihre seelische Verletzung, zum Beispiel ihre Niedergeschlagenheit, auch äußerlich anzusehen: in einer gebeugten Haltung, in verkrampften

Bewegungen, in angespanntem Verhalten. Die stützende Umarmung eines Freundes läßt da die Welt oft gleich in neuem Licht erscheinen – Anspannung löst sich, der Mensch kann sich wieder aufrichten. Diese Umarmung berührt den anderen Menschen als Ganzes, rührt ihn an und bringt neue Bewegung in seine Gefühle. Energien, die im eigenen Festhalten und Verkrampfen gebunden waren, werden frei, kommen wieder zum Fließen. Was vorher so düster erschien, hellt sich allmählich auf. So ist Berührung auf allen Ebenen des Seins heilsam, vor allem dann, wenn sie spontan und intuitiv geschieht.

Energien kommen zum Fließen

Kleine »Geschichte« der Berührung

Die heilende Kraft der Berührung ist in allen Kulturkreisen seit Menschengedenken bekannt. Zusammen mit anderen Möglichkeiten einfacher Volksmedizin heilten Römer und Griechen, Ägypter und Araber, Inder und Chinesen Krankheiten durch Handauflegen und Massieren. Den frühen chinesischen »Barfußärzten« waren aus praktischer Erfahrung bestimmte Stellen am menschlichen Körper bekannt, die immer dann empfindlich reagieren, wenn Krankheiten auftreten oder gewisse Lebensfunktionen – körperlicher oder seelischer Art – beeinträchtigt sind. Diese besonderen Stellen am Körper, heute als Akupunktur-Punkte bekannt, stimulierten sie mit ihren Händen, lange bevor sie Fischgräten, feine Knochen oder metallene Nadeln als Hilfsmittel für die Behandlung, das heißt für ihre Akupunktur, zur Verfügung hatten. Vor etwa 1000 Jahren brachten die chinesischen Ärzte ihre Kunst nach Japan. Aus den Behandlungsformen der traditionellen chinesischen Heilkunde entwickelten sich dort, unter Anpassung an die alten japanischen Methoden, eigene therapeutische Wege. Die tief im orientalischen Denken verwurzelte alte Form der japanischen Massage, Anma genannt, behauptete dabei für lange Zeit ihren Platz neben der sich fortentwickelnden Akupunktur und der Kräutermedizin. Noch lange blieb die Anma-Methode eine wirkungsvolle Heilmethode gegen allerlei Erkrankungen. Zu Beginn des 20. Jahrhunderts jedoch, vor allem unter dem Einfluß der westlichen Medizin, die nun auch in Japan ihren Ein-

Berührung – ein Bereich der Volksmedizin

»Anma« – eine alte Heilmethode

zug hielt, hatte diese Massage-Form mehr und mehr ihre traditionellen Wurzeln und damit auch ihre Bedeutung als Heilmethode verloren. Sie war nun lediglich ein Mittel für den sinnlichen Genuß und wurde vor allem von Blinden ausgeübt.

Shiatsu – sanfter Druck

Zu dieser Zeit wurde in Japan eine neue Form der Therapie entwickelt. Sie hatte ihre Ursprünge zum einen in der langen, praktischen Erfahrung und den einfachen, wirkungsvollen Techniken der Anma-Methode, zum anderen wurde sie geprägt von traditionell östlichem Gedankengut und dem Wissen um ganzheitlich kosmische Zusammenhänge.

Der Druck wird nicht nur mit den Fingern ausgeübt

Da in dieser Methode bestimmte Körperpunkte gehalten und gedrückt werden, nannte man sie Shiatsu. Wörtlich übersetzt heißt »Shi-Atsu« Finger-Druck. Mit Hilfe der Finger, aber auch der Handflächen, der Ellbogen, der Arme und der Knie wird auf den Körper eines anderen Menschen sanfter Druck übertragen.

Shiatsu ist aber nicht einfach Fingerdruck – wie es die gängige Meinung über diese Heilkunst sein mag. Es ist vielmehr direkte Kommunikation und Austausch von Energie zwischen zwei Menschen, ein Gespräch mittels Berührung. Die Art der Berührung spielt dabei eine

Über die »Qualität« der Berührung

wesentliche Rolle; denn nur wenn die Berührung für den Partner klar und eindeutig spürbar ist, kann ein wirklicher Austausch stattfinden. Unsere Hände sind in dieser Unterhaltung hervorragende Mittler.

Durch den Druck und durch das vertraute Zusammensein mit einem anderen Menschen wird die sowohl im Behandler als auch im Behandelten zirkulierende Lebensenergie angeregt – Energiemangel wird beseitigt, Energiestaus werden aufgelöst. Dies wirkt entspannend und wohltuend, somit heilend.

Ki – die Lebensenergie

Alles Geschehen gründet in einer Urkraft

Die Phänomene des Weltalls, die Bewegung der Planeten, das Zusammenwirken der Elemente, die Harmonie der Jahreszeiten, der Wechsel von Tag und Nacht, aber auch alle Geschehnisse im menschlichen Leben gründen in einer Urkraft, werden »gespeist« und durchwirkt von Lebensenergie. Die Japaner nennen diese Urkraft oder Lebensenergie Ki. Sie schafft Veränderung und Wandlung, bringt immer neuen Ausgleich, erneut Harmonie hervor.

Diese Energie ist uns auch aus anderen Kulturen bekannt. Bei den Chinesen heißt sie Chi, Prana in der indischen Tradition, bei den Griechen hieß sie Pneuma, die keltischen Druiden nannten sie Awen. Bei uns werden heute in einem eingeschränkten Sinn für diese Energie Begriffe benutzt wie Orgon, Bioenergie, Biodynamik oder einfach Lebenskraft.

Energiemangel bewirkt Krankheit

Wenn diese Energie im Menschen ungehindert fließen kann, wenn alles »in Fluß« ist, fühlt sich der Mensch rundum gesund – er lebt in Harmonie mit den universellen Gesetzen. Wenn sie aber nur spärlich fließt oder das Fließen zum Stillstand kommt, entsteht Unausgeglichenheit, Unwohlsein oder Krankheit. So ist eine Störung des Energieflusses oft die Ursache dafür, daß ein Organ nicht voll funktionsfähig ist, ein Mensch schnell ermüdet oder zum Beispiel nicht genügend Kraft im Rücken hat, um sich auf natürliche Weise aufrecht zu halten.

Auch Überschuß kann krank machen

Aber auch ein Überschuß an Energie kann krank machen. Menschen, die nie ganz loslassen können, die über sich selbst oder über andere die Kontrolle nicht aufgeben wollen, die stets »Herr der Lage« sein wollen, neigen häufig dazu, Energie im Nacken- und Schulterbereich festzuhalten. Auch bei diesen Menschen fließt die Energie nicht; sie werden »hartnäckig« und »halsstarrig«. Die Folge sind beispielsweise Schulter- und Arm-Schmerzen, Bewegungseinschränkung der Arme, Taubheitsgefühl in Händen und Fingern.

Der Sinn einer Shiatsu-Behandlung liegt also darin, an bestimmten Stellen des Körpers einen Energiemangel zu beseitigen oder einen Energiestau aufzulösen.

Meridiane – Energiebahnen des Körpers

Kleine Geschichte
der Meridiane

Im 18. Jahrhundert bereisten französische Geographen China und erstatteten dem Westen Bericht. Unter anderem erzählten sie von chinesischen Ärzten, die Krankheiten mit Nadeln behandelten und auf verblüffende Weise dabei erfolgreich waren. Die Ärzte erklärten die Wirkungsweise ihrer eigenartigen Methode damit, daß das Einstechen feiner Nadeln an bestimmten Stellen des menschlichen Körpers Ki, die Lebensenergie, aktiviere und damit heilend auf Krankheiten aller Art wirke. Ki sei die im Körper zirkulierende Lebensenergie, die in bestimmten Bahnen fließe. Die Geographen übersetzten den für die chinesischen Ärzte gebräuchlichen Begriff »jing-luo«, womit sie die Energiebahnen des menschlichen Körpers bezeichneten, mit »Meridian«. Energie strömt am und im Menschen jedoch überall. Die Meridiane sind lediglich eine Schematisierung der Energieströme. Mit diesem Meridian-System hatten die Ärzte im Fernen Osten schon sehr früh eine »Landkarte« der Energie-Verbindungen des menschlichen Körpers zur Hand, mit deren Hilfe sie eine gezielte Behandlung von Krankheiten vornehmen konnten.

Zwölf Haupt-
meridiane

Es gibt zwölf Hauptmeridiane, die am Körper in vertikaler Richtung verlaufen. Diese Meridiane sind nach Organen oder Funktionen benannt wie der Herz-Meridian, der Gallenblasen-Meridian oder der Dreifacher-Erwärmer-Meridian. Sechs davon sind Meridiane, in denen das Ki der Erde den Menschen von unten nach oben in Richtung des Himmels durchströmt; in den anderen sechs Meridianen fließt das Ki

Energie fließt
nach oben
oder nach unten

des Himmels im Menschen von oben nach unten in Richtung der Erde. Die Erd-Energie (auch Yin-Energie genannt – nach den Urkräften Yin und Yang, die alle Gegensätze des Lebens und die Trennung der Geschlechter in männlich und weiblich hervorrufen) fließt stets auf der Innen- und der Vorderseite des Körpers, die Himmels-Energie (oder Yang-Energie) auf dessen Außen- und Rückseite. Alle Hauptmeridiane verlaufen symmetrisch auf beiden Körperhälften.

Zum Beispiel: der Magen-, Herz- und Blasen-Meridian

Um Ihnen das Verständnis der Meridiane, in denen sich unsere Lebensenergie ausdrückt, zu erleichtern, möchte ich Ihnen als Beispiele den
Magen-, den Herz- und den Blasen-Meridian kurz erläutern.

Der Magen-Meridian
Wenn wir hungrig sind und uns der Magen knurrt, bleiben wir nicht
untätig sitzen, sondern tun etwas, um Nahrung zu finden. Wir sind
wach und voller Energie; was neben und hinter uns vor sich geht, inter-
essiert uns im Augenblick nicht. Mitunter werden wir auch aggressiv
(das heißt wörtlich »auf etwas zugehen«); eine nervöse Spannung hat
uns ergriffen, wir reagieren gereizt und bleiben so lange rastlos, bis der
Hunger gestillt ist.

Seine Energie
macht neugierig
und tatkräftig

Diese Art von Energie, die uns hungrig nach Nahrung Ausschau halten
läßt, setzten die Chinesen mit der Energie des Magens in Verbindung:
der Energie des Magen-Meridians. Besäßen wir diese Energie nicht,
würden wir untätig bleiben, bis wir schlichtweg verhungert wären. Es ist
aber nicht nur der Appetit auf Nahrung, den die Magen-Energie in uns
hervorruft, sie weckt in uns auch den »Appetit« und die Lust auf das
Leben schlechthin. Wenn unsere Energie also zielgerichtet ist, wir uns
vor Neugierde und Wissensdurst nicht zurückhalten lassen, wenn For-
schergeist unser Denken und Tun beflügeln, wenn wir der vielen Ideen
wegen, die wir in die Tat umsetzen wollen, nicht einschlafen können,
dann ist dies der Energie unseres Magen-Meridians zuzuschreiben.

Sein Verlauf
am Körper

Der Magen-Meridian verläuft deshalb auch an der Körpervorderseite,
an der Seite unseres Körpers, an der wir, wenn wir »Hunger« haben,
am stärksten energetisiert sind. Er beginnt direkt unter den Augen
(Nahrung suchen), verläuft im Gesicht neben der Nase nach unten
(Nahrung riechen) zum Gaumen und in das Gebiß (Nahrung zerkauen,
Speichel fließen lassen), den Unterkiefer und die Kaumuskulatur.
Zu beiden Seiten des Kehlkopfes und parallel zur Speiseröhre führt er
abwärts zur Brust und schließlich zum Magen. Von dort fließt die
Magen-Energie auf der Beinvorderseite am Knie vorbei in den Fuß und
endet im zweiten Zeh.

Ist Ihnen beim Betrachten antiker, griechischer Statuen schon einmal der stark entwickelte, zweite Zeh aufgefallen? Dieser Zeh ist in der Darstellung oft länger als der große Zeh. Vielleicht wissen Sie, daß solch ein Zeh für die Griechen ein Schönheitsideal war. Aus dem Verständnis der Meridian-Funktionen läßt dieser Zeh nicht nur auf den guten Appetit seines Trägers schließen, sondern verweist auch auf die Lebensfreude und Lebenslust, auf die Weltoffenheit, wofür das alte Griechenland bekannt ist.

Wenn jemand über Zahnschmerzen im Oberkieferbereich oder über Sodbrennen klagt, ist möglicherweise der Fluß der Magen-Energie gestört. Chronisch müde Beine oder Knieprobleme legen dieselbe »Diagnose« nahe. Magengeschwüre entstehen durch eine hektische Lebensweise und treten vor allem bei Menschen auf, die ihr Essen in Eile verschlingen oder nicht genug davon bekommen können. »Stielaugen« – sowohl im medizinischen als auch im übertragenen Sinn –

haben oft auch ihre Ursache in der unausgeglichenen Energie der Magen-Funktion und weisen auf eine Stoffwechselstörung hin. Andererseits regt die Magen-Energie die Entwicklung der Persönlichkeit an, indem sie neugierig macht, zu intellektuellen Leistungen anreizt, abstraktes Denken ermöglicht und ferne Ziele in Augenschein nehmen läßt. Der Magen-Meridian ist ein besonders bildhaftes Beispiel dafür, den jeweiligen Verlauf der einzelnen Meridiane zu verstehen. Sie werden sehen, daß auch der Verlauf der anderen Meridiane von ihrer Funktion und Bedeutung her verständlich wird.

Der Herz-Meridian

Betrachten wir den Herz-Meridian; er lenkt unsere tiefsten Gefühle und hat mit Bereichen unseres Lebens zu tun, die wir nicht jedem preisgeben, deshalb gut geschützt wissen wollen.

Entsprechend ist der Verlauf dieses Meridians: Er beginnt in der Achselhöhle, verläuft auf der Arminnenseite durch die Armbeuge, führt weiter durch das Handgelenk in die Hand, in der er auf der Innenseite des kleinen Fingers endet. Der Herz-Meridian verläuft also in der Weise, daß er bei normaler Haltung des Menschen nie offen- oder freiliegt.

Der Blasen-Meridian

Sehen wir uns den Blasen-Meridian an; seine Energie durchströmt die gesamte Körperrückseite von oben nach unten. Sie versorgt die Wirbelsäule und das autonome, das von unserem Willen unabhängige Nervensystem mit Energie. Dieser Meridian ist die »Instanz«, die alles, was sich »hinter unserem Rücken« abspielt, beobachtet und verarbeitet, uns von hinten her anschiebt und antreibt. So wird auch unser unbewußtes, reflektorisches, triebhaftes Verhalten von der Energie dieses Meridians gesteuert. Wenn Ihnen vor Schreck ein kalter Schauer über den Rücken läuft, sich Ihnen »die Nackenhaare zu Berge stellen«, wenn Sie vor lauter Angst befürchten, das Wasser nicht länger halten zu können, wenn Sie sich zu Taten eher getrieben fühlen, anstatt sie sich bewußt vorzunehmen, so ist dies der Blasen-Energie zuzuschreiben. Darüber hinaus sorgt diese Energie natürlich auch für das Funktionieren der Blase und des Urogenitalsystems.

Seine Energie steuert unser Unterbewußtsein

Nicht alle zwölf Meridiane lassen sich in ihrem Verlauf und in ihrem besonderen Charakter so einleuchtend beschreiben wie Magen-, Herz- und Blasen-Meridian, wenngleich jeder der zwölf Meridiane einen besonderen Funktionsbereich umfaßt, der seinem Verlauf am Körper entspricht.

Jeder Meridian hat eine eigene Aufgabe

Beim aufmerksamen Studieren der Tabelle auf den Seiten 20 und 21 können Sie selbst wichtige Zusammenhänge zwischen dem Verlauf und dem Charakter jedes Meridians herstellen.

Die Meridiane in der Shiatsu-Behandlung

Durch die Behandlung eines Meridians durch Shiatsu kann der Fluß der Energie, die diesen Meridian durchströmt, verstärkt angeregt werden. Der Ablauf einer Shiatsu-Behandlung sollte dabei immer der Richtung entsprechen, in der die Energie fließt.

Mit dem Energiefluß arbeiten

Wenn Sie also beispielsweise den Magen-Meridian behandeln möchten, weil Ihr Partner über Müdigkeit und Schwäche in den Beinen klagt, entnehmen Sie der Tabelle auf den Seiten 20 und 21 den Verlauf dieses Meridians – er verläuft vom Kopf bis zu den Füßen. Beachten Sie, in welcher Richtung die Energie in diesem Meridian fließt – nämlich von oben nach unten; die Energie des Magen-Meridians ist Himmels- oder Yang-Energie, die den Körper stets von oben nach unten durchströmt (→ Seite 11). Arbeiten Sie also in der Behandlung des Magen-Meridians immer in Richtung der Füße, um dem natürlichen Energie-Verlauf nicht entgegenzuwirken.

Wenn Sie den Nieren-Meridian behandeln (auf der Innenseite der Beine und auf der Vorderseite des Oberkörpers), arbeiten Sie stets in Richtung des Kopfes. Die Energie dieses Meridians ist Erd- oder Yin-Energie, die von unten nach oben fließt.

Jeder Bereich des Lebens wird »angesprochen«

Ich möchte eines noch betonen: Bei der Beschreibung des Magen-Meridians (→ Seite 11) haben Sie sicher bemerkt, daß dessen Funktion weit mehr umfaßt als nur das Organ Magen. Es muß also jemand, der bei der Berührung des Magen-Meridians empfindlich reagiert, nicht auch magenempfindlich sein. Die Meridiane geben unserer Lebensenergie Ausdruck, sie spiegeln das Leben als Ganzes wider, nicht nur den organischen Teilbereich. Sie umfassen einen weiten Funktionskreis, der die körperliche, seelische und geistige Ebene einbezieht.

Tsubos – Energiepunkte des Körpers

An bestimmten Stellen entlang der einzelnen Meridiane können Sie besonders guten Zugang zum Ki, zum Energie-Haushalt eines Menschen finden. Im Shiatsu werden diese Stellen als Tsubos bezeichnet. Das japanische Wort Tsubo heißt wörtlich übersetzt »Gefäß« oder »Vase«. Es sind alle die Stellen am menschlichen Körper, die sich bei Berührung oder bei Druck wie ein Gefäß öffnen und die Berührung oder den Druck gut annehmen können. Der Shiatsu-Therapeut spricht von einem Tsubo deshalb auch von einer Stelle, die ihm entgegenkommt, da sie energiebedürftig ist und Berührung ersehnt.

Öffnung und Entgegenkommen

Mit Hilfe eines kleinen Experiments wird Ihnen die Bedeutung der Tsubos klarer werden: Füllen Sie ein Glas randvoll mit Wasser. Nähern Sie dann sehr langsam Ihre Handinnenfläche dem Wasser. Kurz bevor

Ihre Hand das Wasser berührt, wird es sich von selbst zu Ihrer Hand hochziehen, ihr entgegenkommen und sie benetzen.

In gleicher Weise ist die Berührung eines Tsubos zu verstehen: Wenn der Druckpunkt dem Behandler gewissermaßen entgegenkommt, zeigt er damit, daß er bereit und offen für die Berührung ist. Der Behandelte empfindet dann oft eine Art »Wohlweh«, wie jeder Mensch es kennt, wenn sich eine über längere Zeit andauernde Spannung löst.

Die Tsubos, die Druckpunkte im Shiatsu, haben also eine etwas andere Bedeutung als die Punkte der Akupunktur. Sie sind weniger als Punkte, sondern eher als Bereiche oder Zonen zu verstehen – größer und flächiger als Punkte. So können Sie auch als Anfänger im Shiatsu, wenn Sie mit den flachen Händen arbeiten und nicht immer die wichtigen Punkte eines Meridians herausfinden, stets eine Wirkung erzielen.

Einige wichtige Tsubos

Spüren lernen

Um spüren zu lernen, wie Tsubos sich anfühlen, können Sie einmal die folgenden Stellen bei sich selbst halten oder drücken: Dickdarm 10, Gallenblase 20, Magen 36, Milz 6 (die Zahlen entstammen ursprünglich der Durchnumerierung von Punkten auf dem jeweiligen Meridian).

Dickdarm 10

Um den Bereich von Dickdarm 10 zu finden, beugen Sie Ihren rechten oder linken Arm, legen den Daumen der anderen Hand von außen auf das Ende der Armbeugefalte und wandern mit Ihrem Daumen etwa zwei Daumenbreiten in Richtung Hand. Suchen Sie die empfindlichste Stelle in diesem Bereich, indem Sie mit Ihrem Daumen drücken (→ Foto links oben Seite 18). Wenn Sie sie gefunden haben, wenden Sie nur soviel Druck an, daß Sie an der Stelle einen angenehmen Schmerz, *Zur Unterstützung* eine Art »Wohlweh« empfinden. Dies kann Ihre Verdauung unterstützen, *der Verdauung* Zahnschmerzen im Oberkieferbereich lindern oder die Betäubungsspritze beim Zahnarzt zu vermeiden helfen.

Gallenblase 20

Bei Kopfschmerz

Den Bereich von Gallenblase 20 finden Sie, indem Sie Ihre Hände auf den Hinterkopf legen. Spreizen Sie Ihre Daumen ab, ertasten die beiden Mulden unterhalb des Schädelknochens rechts und links der beiden Muskelstränge des Nackens (→ Foto rechts oben Seite 18) – und wenden sanften Druck an. Sie können anschließend Daumenbreite für Daumenbreite vom Schädelrand bis hinunter zum Ansatz der Schultern wandern. Dies ist eine gute Methode gegen Verspannungen des Nackens und gegen Kopfschmerzen, die von den Schultern hochziehen.

Magen 36

Zur Kräftigung und Stärkung

Der Bereich von Magen 36 hat eine Geschichte: Es wird erzählt, die chinesischen Soldaten hätten auf ihren legendären langen Märschen sich immer wieder diesen Bereich gedrückt und massiert, um noch ein Stück weitergehen und schließlich ans Ziel gelangen zu können. Der Name »Ashi-San-Ri« bedeutet »Bein-Drei-Meilen« und weist tatsächlich auf eine derartige Bedeutung dieses Bereichs hin.

Sie finden ihn, indem Sie – auf einem Stuhl sitzend – Ihre Handballen locker auf die Kniescheiben legen; der Mittelfinger liegt auf dem Ansatz des Schienbeins, der Ringfinger entspannt seitlich davon. Die Stelle, die der Ringfinger berührt, ist der Bereich von Magen 36 (→ Foto links unten Seite 18). Suchen Sie wieder die empfindlichste Stelle, drücken Sie, bis Sie ein »Wohlweh« empfinden. Da dieser Bereich sehr sehnig und muskulös ist, müssen Sie kräftig drücken, bevor Sie etwas spüren. Benutzen Sie deshalb, nachdem Sie mit Hilfe des Ringfingers die Stelle gefunden haben, zum Drücken am besten den Daumen.

Wenn Sie das nächste Mal eine Bergtour unternehmen, vergessen Sie diese Stelle nicht: Kleben Sie, bevor Sie aufbrechen, an beiden Beinen mit Leukoplast ein Reiskorn an die Stelle. Durch Ihre Gehbewegung wird der Bereich von Magen 36 sanft, aber beständig angeregt. Dies wird Ihre Schritte beflügeln – weitere drei Meilen werden kein Problem für Sie sein.

Wichtige Tsubos:
Dickdarm 10 liegt
auf der Außenseite
des Unterarms,
dicht am
Ellbogengelenk
(oben links).
Gallenblase 20
befindet sich in
den Mulden
unterhalb des
Schädelknochens
rechts und links
der Muskelstränge
des Nackens
(oben rechts).
Magen 36 liegt
unterhalb des
Knies am Ansatz
der Schienbein-
Muskulatur
(unten links).
Milz 6 befindet
sich an der Innen-
seite des Beins
eine Handbreit
oberhalb des
Fußknöchels
(unten rechts).

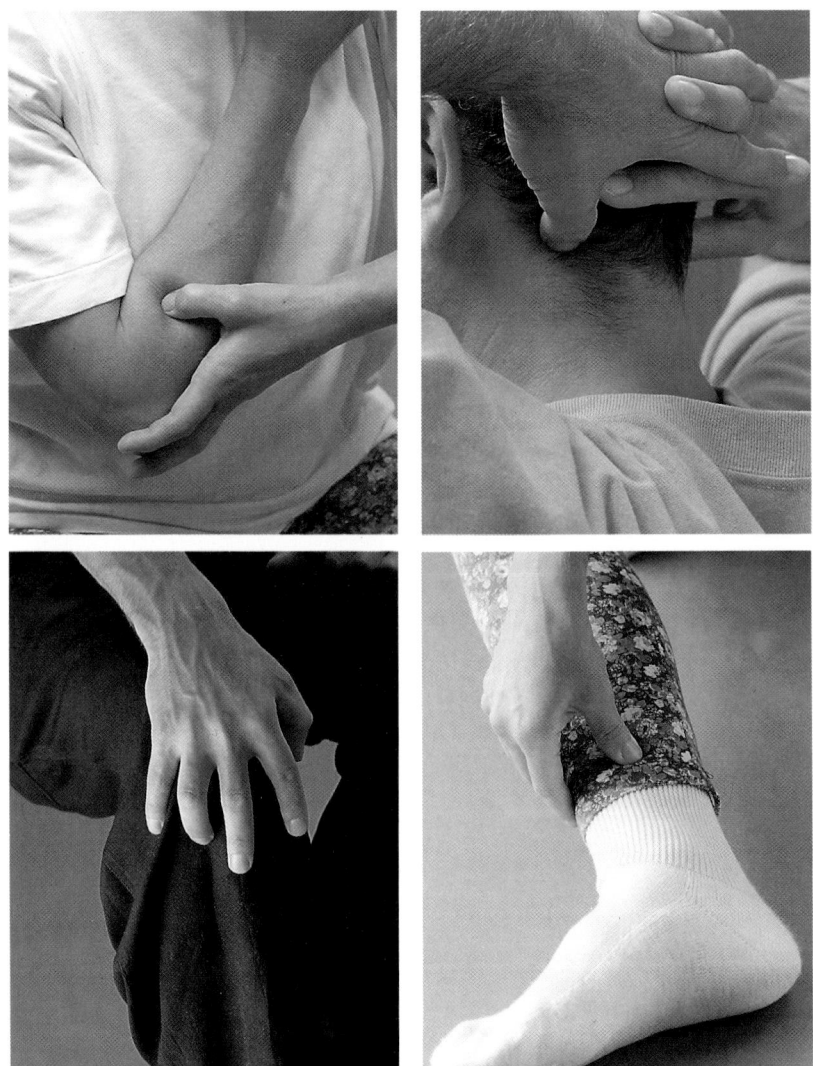

Milz 6

Die Stelle von Milz 6 schließlich liegt eine Handbreit oberhalb des Fußknöchels an der Innenseite des Schienbeins (→ Foto rechts unten Seite 18). Bei Frauen ist diese Stelle oft äußerst empfindlich, da sie mit dem monatlichen Zyklus und mit dem weiblichen Hormonhaushalt verknüpft ist. Das Halten, Drücken und Massieren dieses Bereichs in der Woche vor der Blutung kann Menstruationsbeschwerden lindern helfen.

*Bei Menstruations-
beschwerden*

Über die Benutzung der Meridian-Tabelle

*Wichtige
Angaben zur
Behandlung*

In der folgenden Tabelle sind jedem Meridian die Anzahl der auf ihm liegenden Tsubos, sein Funktionsbereich, die Richtung, in der seine Energie fließt, sein Verlauf am Körper und seine Wirkungsmöglichkeiten zugeordnet. Mit Hilfe dieser Angaben können Sie Ihrem Partner eine seiner Verfassung entsprechende Behandlung geben.

Klagt Ihr Partner beispielsweise öfter über eine verstopfte Nase und über Beschwerden in den Nasennebenhöhlen, behandeln Sie bevorzugt den Dickdarm-Meridian. Leidet er unter Verspannungen im Schulter-Arm-Bereich, arbeiten Sie intensiver zum Beispiel am Dünndarm-Meridian – an der Außenseite der Arme – als an anderen Stellen.

Einige Meridiane verlaufen sehr dicht nebeneinander, und nur der geübte Behandler kann durch Fingerdruck gezielt an einem bestimmten Meridian arbeiten. Da Sie aber in der Behandlung, die Sie mit Hilfe dieses Buches lernen, nur mit den flachen Händen Druck ausüben, werden Sie als Anfänger oft mehrere Meridiane gleichzeitig behandeln. Lassen Sie sich nicht verwirren, denn die positive Wirkung Ihrer Arbeit wird dadurch nicht beeinträchtigt.

Meridian-Tabelle

Meridian	Anzahl der Tsubos	Funktions-bereich	Energie-Qualität, Verlauf	Wirkungs-möglichkeiten
Lungen-Meridian	11	Atemfunktion, Aufnahme und Abgabe von Energie, Kontakt zur Umwelt	Yin, am Arm – Innenseite	Bei Infektionen der Atemwege, Allergien, Asthma
Dickdarm-Meridian	20	Aufsammeln und Ausscheiden von Abfällen, »Müllabfuhr«, Entgiftung	Yang, am Arm – Außenseite	Bei Verstopfung, Durchfall, Zahnschmerzen, verkrampften Armen, verstopfter Nase, verstopftem Darm, Nasennebenhöhlen-beschwerden
Magen-Meridian	45	Nahrungs-aufnahme, Appetit, Verdauung, Fortpflanzung	Yang, Körpervorderseite, am Bein – Vorderseite	Bei Müdigkeit und Schwäche in den Beinen, Anregung der Lebenskräfte
Milz-Meridian	21	Verdauung, Fortpflanzung, Hormonhaushalt, Menstruation	Yin, Oberkörper, am Bein – Innenseite	Bei Menstruations-beschwerden
Herz-Meridian	9	Anpassung der Außenwelt an die eigene Innenwelt, Filtern von Eindrücken	Yin, am Arm – Innenseite	Bei Schwindel und Ohnmacht

Meridian-Tabelle

Meridian	Anzahl der Tsubos	Funktions- bereich	Energie-Qualität, Verlauf	Wirkungs- möglichkeiten
Dünndarm- Meridian	19	Aussortieren, Wichtiges von Unwichtigem trennen, Blutqualität	Yang, am Arm – Außenseite	Bei Schulter-Arm- Beschwerden, Verspannungen im Schulterblatt-Bereich
Blasen- Meridian	67	Autonomes Nervensystem, innerer Antrieb	Yang, Körperrückseite	Bei müden Augen
Nieren- Meridian	27	Angeborene Lebenskraft, Vitalität	Yin, Oberkörper, am Bein – Innenseite	Bei Nierenschwäche, zur Aktivierung der Lebensenergie
Herz-Kreislauf- Meridian	9	Blutkreislauf, »Kreislauf der Gefühle«	Yin, am Arm – Mitte der Innenseite	Bei Erschöpfung, Herzschwäche
Dreifacher- Erwärmer- Meridian	23	Temperatur- Regulierung, Abwehrsystem	Yang, am Arm – Mitte der Außenseite	Bei Kopfschmerzen im Schläfenbereich
Gallenblasen- Meridian	44	Verteilung von Energie, Verantwortlichkeit, Entschlußkraft	Yang, Außenseite des Körpers	Bei seitlichen Kopf- schmerzen, Migräne, Nacken-Schulter-Arm- Syndrom, verspannten Schultern, Nacken- und Kopf- schmerzen
Leber- Meridian	14	Speichern von Energie, Planung, Organisation	Yin, Oberkörper, am Bein – Innenseite	Bei Schmerzen im Fußgelenk, Wadenkrämpfen

Wissenswertes für die Praxis

Im folgenden möchte ich Ihnen die wesentlichen Aspekte einer wirkungsvollen Shiatsu-Behandlung erläutern.

Ruhig und entspannt werden

Shiatsu ist zwar äußeres Tun – es gibt eine Vielzahl von Techniken und Anwendungsmöglichkeiten im Shiatsu –, seine eigentliche Qualität bezieht es aber aus einer inneren Einstellung. Wie Vorder- und Rückseite derselben Münze oder das Innen und Außen einer Vase untrennbar zusammengehören, so unterstützen alle äußeren Vorbereitungen für eine Shiatsu-Behandlung die innere Einstellung. Diese wiederum wird sich in *Über die äußere Vorbereitung* der Art der Behandlung widerspiegeln. Unterschätzen Sie deshalb nicht den äußeren Rahmen für Ihre Behandlung. Sie werden mit fortschreitender Erfahrung im Behandeln feststellen können, daß gerade die praktischen Kleinigkeiten – die Vorbereitung des Raums, in dem Sie behandeln, oder das Bereitlegen der Dinge, die Sie benötigen – es Ihnen erleichtern, das Wesentliche des Shiatsu zu erfahren und weiterzugeben. Schaffen Sie auch in sich einen besonderen Raum – werden Sie ruhig, klar und leer. Setzen Sie sich vor jeder Behandlung bequem in den Fersensitz, während Ihr Partner entspannt auf dem Boden liegt – bei- *Über die innere Vorbereitung* spielsweise in der Bauchlage (→ Foto Seite 23). Schließen Sie die Augen, atmen Sie einige Male bewußt ein und aus. Beobachten Sie, wie Sie mit jedem Ausatmen Ihre Schultern ein wenig mehr loslassen können, wie sich auch Ihre Ellbogen und Ihre Hände entspannen. Beobachten Sie, was in Ihrem Kopf geschieht – all die Gedanken! Zum Stillstand zwingen können Sie sie nicht; lassen Sie sie deshalb kommen und gehen, ohne einen Gedanken festzuhalten – lassen Sie sie sein, wie sie sind. Nur so werden Sie, verbunden mit der tiefen, langen Ein- und Ausatmung, ruhiger werden.

Wenn Sie selbst angespannt sind und sich anstrengen müssen, werden Sie in der Behandlung in erster Linie mit Ihren aufsteigenden Rückenschmerzen oder mit Ihren zittrigen Ellbogen beschäftigt sein. In einer solchen Verfassung können Sie kaum mitbekommen, an welcher Stelle der Partner Ihre Berührung braucht und wie stark sie sein soll. Ihre

Vor jeder Behandlung: Sich entspannen, innerlich ruhig werden, zu sich kommen.

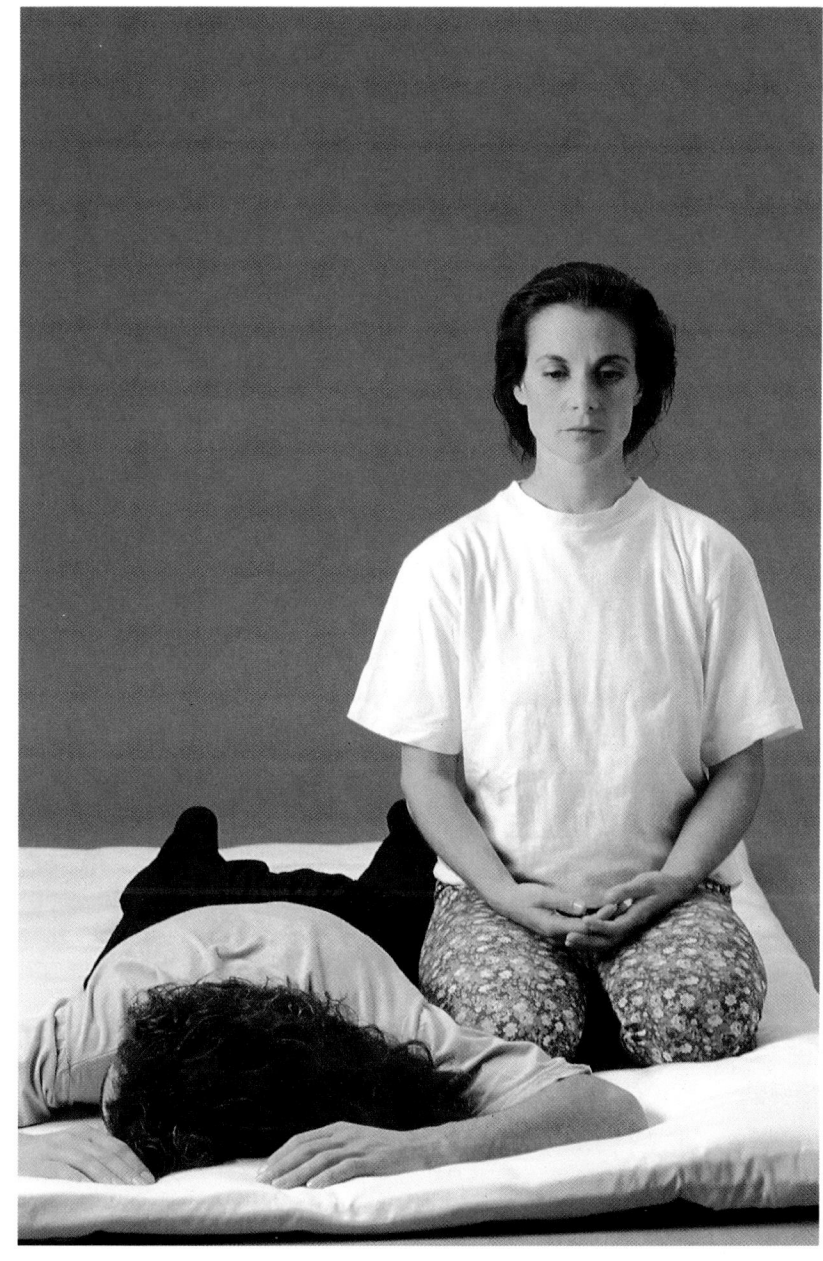

Bewegungen werden verkrampft, vielleicht tun Sie Ihrem Partner weh. Der »Kredit« an Vertrauen und die Offenheit, die Ihr Partner Ihnen entgegenzubringen bereit ist, wird schnell verspielt sein.

Zu sich kommen Es ist also wichtig, daß Sie sich vor der Behandlung körperlich und geistig-seelisch entspannen, sich innerlich sammeln und zu sich selbst kommen. Wie sonst sollten Sie mit einem anderen Menschen Kontakt aufnehmen, wenn Sie zuvor zu sich selbst keinen Kontakt gefunden haben.

Ihr Behandlungsraum

Ziehen Sie sich für Ihre Behandlungen an einen ruhigen Ort in Ihrer Wohnung zurück, an dem Sie nicht gestört werden. Vielleicht haben Sie auch einen Raum, der Ihnen ausschließlich für Shiatsu zur Verfügung steht. Ihr Shiatsu-Bereich muß nicht die strenge Ästhetik und Klarheit eines japanischen Zen-Tempels aufweisen, er sollte aber eine angenehme, reine Atmosphäre haben. Ihr Raum muß gut heizbar sein – bedenken Sie, daß Ihr Partner bis zu einer Stunde bewegungslos auf dem Boden liegt. Achten Sie auch auf das Licht, das in Ihrem Shiatsu-Raum herrscht: Weder taghelle Strahler noch gedämpftes Schummerlicht sind nützlich, sondern eher eine dezente, vielleicht indirekte Beleuchtung. Ein Wort zu Räucherstäbchen, Aromalampen, leiser Musik und ähnlichen »Hilfsmitteln«. Benutzen Sie diese Dinge bitte bewußt und nicht etwa in der Vorstellung, Sie würden mit ihrer Hilfe – mit »sphärischem Gesäusel«, »dämmriger« Atmosphäre und Vernebelung – Ihrem Partner zu tieferer Entspannung verhelfen. Es kann sein, daß Sie und Ihr Partner dadurch lediglich vom Shiatsu abgelenkt werden.

Über die Atmosphäre

Wichtig: die Unterlage

Shiatsu wird traditionell am Boden ausgeübt. Sie benötigen dafür wenigstens eine Fläche von etwa 2 x 2 Metern. Besser ist es, wenn Sie rings um diese Fläche noch etwas mehr Platz haben, damit Sie sich freier um Ihren Partner bewegen können.

Als Unterlage eignen sich einige übereinander gelegte, große Woll-
decken, eine »Rheuma-Decke«, eine Steppdecke oder ähnliches. Die
Unterlage sollte in jedem Fall aus natürlichen Materialien bestehen. Sie
müssen sich aber nicht genötigt fühlen, sich für Ihr Shiatsu einen Berber-
Teppich oder einen echten Futon anzuschaffen. Sollten Sie oder Ihr
Partner sich dennoch einen Futon leisten wollen, achten Sie beim Kauf
darauf, daß er nicht zu stark gepolstert ist – Ihr Partner könnte darin
einsinken, wenn Sie bei der Behandlung Druck ausüben. Legen Sie sich
zusätzlich eine Wolldecke bereit, um Ihren Partner – falls er danach
verlangt – nach der Behandlung damit zuzudecken. Die meisten Menschen fühlen sich zum Abschluß der Behandlung unter einer kuscheligen

Kissen und
Wolldecke
bereitlegen

Wolldecke am wohlsten. Auch zwei oder drei Kissen unterschiedlicher
Größe, Stärke und Beschaffenheit sollten greifbar sein. Sie könnten
eines davon zum Beispiel als Polster für das gebeugte Bein Ihres Partners in Seitenlage brauchen oder als Kopfkissen. Vielleicht fühlen auch
Sie sich, während Sie behandeln, in bestimmten Positionen sicherer,
wenn Sie ein Kissen als Stütze haben.

Über die Kleidung

In der Regel sollte der Partner, den Sie behandeln, bekleidet sein. Ein
einfacher Grund dafür ist, daß er durch das verhältnismäßig lange
Liegen leicht auskühlt. Ein anderer Grund ist der, daß Sie im Shiatsu
weder »kneten« noch massieren, sondern nur an bestimmten Stellen
Druck ausüben – die Muskulatur und das Gewebe Ihres Partners also
nicht stärker durchblutet und von außen her erwärmt wird, wie dies bei

Den Partner vor
Kälte schützen

einer Massage der Fall ist. Der Druck, den Sie ausüben, wirkt in die
Tiefe, zum Zentrum Ihres Partners hin, so daß an der Peripherie des
Körpers schnell Kälte spürbar werden kann. Diese Kälte wäre aber eher
ein Grund dafür, daß sich Ihr Partner »zusammenzieht«, anstatt sich zu
öffnen. Überdies sind nicht alle Menschen so frei, daß sie sich unbe-
kleidet wohlfühlen können. Bei bestimmten Bewegungen während der
Behandlung, bei öffnenden Dehnungen und Drehungen, würden sie nur
gehemmt werden. Die geeigneten Kleidungsstücke werden bei Ihrer

Shiatsu-Behandlung nicht hinderlich sein. Diese Textilien sollten, wie die Unterlage, aus Natur-Materialien bestehen.

Geeignete Kleidung

Sie tragen bei der Behandlung am besten einfache, bequeme Kleidung, die Sie nicht in Ihren Bewegungen einengt. Legen Sie für die Shiatsu-Behandlung möglichst Ihre Alltagskleidung ab, und »reservieren« Sie sich dafür einige geeignete Kleidungsstücke. Dies wird Ihnen bei der Einstimmung auf die Behandlung nützlich sein.

In der warmen Jahreszeit und in einem gut geheizten Raum ist leichte Baumwollkleidung zu empfehlen. Sollte es in Ihrem Zimmer nicht so recht warm werden, ziehen Sie sich einen flauschigen Jogging-Anzug und zusätzlich ein Paar dicke Wollsocken an. Fragen Sie Ihren Partner, ob es auch ihm warm genug ist oder ob er sich noch etwas anziehen möchte.

Probieren Sie aber mit Ihrer Partnerin oder mit Ihrem Partner auch einmal aus, den unbekleideten Körper zu behandeln, wenn Ihr Behandlungsraum ausreichend beheizt ist oder wenn Sie gemeinsam in wärmeres Klima verreisen. Sie können dann Ihre Erfahrungen vergleichen und wählen, auf welche Weise Sie Ihren Partner lieber behandeln möchten.

Schmuck und Armbanduhr ablegen

Legen Sie für die Behandlung Schmuck, Armbanduhr und dergleichen ab, vor allem dann, wenn diese aus Metall gefertigt sind; Metalle können besonders leicht Energien bündeln oder ablenken. Bitten Sie auch Ihren Partner, dies zu tun. Zudem kann es leicht passieren, daß Sie sich bei bestimmten Techniken oder Bewegungen am eigenen oder am Schmuck des Partners mit Ihrer Kleidung verheddern.

Ihre Hände sollten gepflegt sein, wenn Sie Shiatsu geben. Achten Sie auch auf eine angemessene Länge Ihrer Fingernägel. Es wäre zu schade, wenn Ihr Partner nur die Schärfe Ihrer Nägel spürt statt des gleichmäßigen, wohltuenden Drucks, der von Ihren Händen ausgeht. Wenn Sie unter chronisch kalten Händen leiden, versuchen Sie, sie zu erwärmen, bevor Sie Ihren Partner berühren. Sie können sie beispielsweise aneinander warm reiben oder unter warmes Wasser halten.

Über die Behandlungszeit

Die körperliche und geistige Verfassung beachten

Nehmen Sie sich für eine Behandlung genügend Zeit, in der Sie zudem ungestört sein sollten. Es spielt keine Rolle, zu welcher Tageszeit Sie Shiatsu geben – solange Ihr Partner und Sie frisch und wach dabei sind. Vor der Behandlung sollten Sie einige Zeit nichts gegessen haben, denn ein voller, schwerer Bauch könnte Sie in Ihren Bewegungen behindern. Natürlich sollte auch Ihr Partner einen möglichst leeren Magen haben. Für diesen Hinweis wird er Ihnen spätestens dann dankbar sein, wenn Sie auf seinen unteren Rücken und damit indirekt auf seinen Bauch Druck ausüben.

Mit der Zeit und zunehmender Erfahrung werden Sie herausfinden, daß es bestimmte Zeiten gibt, zu denen Ihnen Shiatsu leichter und selbstverständlicher von der Hand geht als zu anderen Zeiten. Wählen Sie diese Zeiten für Ihre Behandlung, wann immer es Ihnen möglich ist.

Über die Behandlungsdauer

Für Anfänger zu bedenken

Eine Shiatsu-Behandlung dauert in der Regel zwischen 30 und 60 Minuten. Der erfahrene Therapeut arbeitet gezielt und wirkungsvoll; deshalb benötigt er weniger Zeit. Anfänger hingegen neigen oft dazu, sich zeitlich zu verlieren und zu lange zu arbeiten; oft wollen sie auch ihr noch nicht ausgereiftes, wirkungsvolles Arbeiten dadurch ausgleichen, daß sie die Behandlungsdauer übertrieben ausdehnen. Vergessen Sie aber bitte nicht, daß in jeder Shiatsu-Behandlung nicht nur Ihre Energie beansprucht ist; auch Ihr Partner ist beteiligt – Sie arbeiten mit seiner Energie. Durch eine zu lange Behandlung könnte er ermüden und sich erschöpft fühlen; oder aber seine Energie wird überaktiviert – er fühlt sich nervös und aufgedreht. Die Behandlungsdauer kann zwar individuell unterschiedlich sein, doch sollte sie auch bei Anfängern eine Stunde nicht überschreiten.

Wie oft Sie Ihren Partner behandeln, bleibt im Grunde Ihnen überlassen. In der therapeutischen Praxis ist es üblich, pro Woche nicht mehr als eine Behandlung zu vereinbaren.

Vertraute Menschen behandeln

Shiatsu sollten Sie als Anfänger nur Menschen geben, die Sie kennen und mögen. Es sind dadurch schon das Vertrauen und die Offenheit vorhanden, die für Shiatsu wesentlich sind. So wird es Ihnen leicht fallen, ungezwungen und ohne Vorbehalte mit Ihrem Partner umzugehen und während einer Behandlung locker und entspannt zu bleiben.

Wichtig

Behandeln Sie bitte nur Menschen, die gesund sind und denen es gut geht. Der Partner, den Sie behandeln, sollte keine Medikamente nehmen, nicht in ärztlicher Behandlung sein und nicht gerade eine andere Therapie durchführen. Shiatsu kann zwar Therapie sein, es kann Beschwerden lindern und Krankheiten heilen. Diese Art von Shiatsu sollten Sie aber ausschließlich dafür ausgebildeten und qualifizierten Therapeuten überlassen.

Shiatsu – partnerschaftliche Behandlung

Shiatsu eignet sich zur Symptom-Behandlung und zur gesundheitlichen Vorbeugung sehr gut. Kopfschmerzen hängen beispielsweise oft mit Nacken- und Schulterverspannungen zusammen. Durch das Behandeln des Gallenblasen-Meridians, vor allem des Punktes GB 20 (→ Tabelle Seite 20 und 21), lassen sich diese lästigen Schmerzen meistens erstaunlich schnell beseitigen. In dieser Weise funktioniert erklärtermaßen die bei uns bekannte Akupressur, eine Methode, die parallel zur

Der Unterschied zur Akupressur

Akupunktur als Druck-Therapie entstanden ist. Wenn wir uns aber noch einmal die Bedeutung des Begriffs der Tsubos (→ Seite 15) in Erinnerung rufen – der »Punkte«, die eigentlich nur dann als solche bezeichnet werden können, wenn sie für das Behandeln offen und bereit sind –, dann eröffnen sich im Shiatsu neue Dimensionen gegenüber den üblichen Variationen der Akupressur.

Im Shiatsu ist der Behandelte kein passiver Empfänger oder Patient, dem etwas verabreicht wird. Umgekehrt ist der Behandler kein »Macher«, der aufgrund seiner Kompetenz von vornherein weiß, welches Mittel das Richtige für den anderen ist. Behandler und Behandelter werden in der Ausübung des Shiatsu zu Partnern, zu Teilnehmern einer Behandlung. Durch die Berührung wird so ein unmittelbarer Austausch, ein Gespräch ohne Worte möglich. Je nachdem, in welcher Weise die Partner für dieses Gespräch bereit sind, kann die Behandlung symptomatisch bleiben oder in die Tiefe gehen; sie kann sich auf die körperliche Ebene beschränken oder den Partner – wenn Vertrauen und Offenheit da sind – auf der gefühlsmäßigen oder geistigen Ebene berühren.

Vertrauen – die wichtigste Voraussetzung

Offenheit, Vertrauen, Da-Sein für den anderen und ein respektvolles, liebevolles Umgehen mit ihm – das sind die wichtigsten Voraussetzungen für Shiatsu. Eine therapeutische Absicht, zielstrebiges Wollen und Behandlungskonzepte hingegen sind das größte Hindernis. Es gibt im Shiatsu kein »Aufbrechen von Panzern«, kein »Knacken von Blockaden«.

Abwarten, Hinhören, Herantasten

Shiatsu »gelingt« nur durch geduldiges Abwarten, vorsichtiges »Hinhören«, einfühlsames Herantasten – bis der Partner es sich erlauben kann, von selbst loszulassen. So ist es auch verständlich, daß das Erlernen von Shiatsu sich nicht darin erschöpft, die Meridianlinien am Körper zu finden oder die Lage der Tsubos aufzuspüren. Es wird vielmehr immer eine Auseinandersetzung mit sich selbst sein. Denn Vertrauen, Offenheit, das Loslassen des Wollens bei uns selbst und beim anderen zu gewinnen, um einfach nur da zu sein – dies ist keineswegs selbstverständlich, sondern mit Arbeit an uns selbst verbunden.

Arbeit an sich selbst

So verstanden ist Shiatsu ein Weg, um zu sich selbst zu finden, aber auch, um Intuition für unsere Mitmenschen und die gesamte Umwelt zu entwickeln. Shiatsu ist also in doppelter Hinsicht wohltuend und heilsam: Zum einen für den Behandelten, der Shiatsu bekommt; zum anderen in gleicher Weise für den Behandler, der Shiatsu gibt.

Auf den Partner hören

Es ist ein häufiges Mißverständnis, daß gutes Shiatsu schmerzhaft sein müßte. Im Gegenteil! Shiatsu ist zwar kein Streicheln oder Handauflegen, richtig angewandt aber wird es immer angenehm und wohltuend sein. Wie sonst sollte Ihr Partner loslassen und sich entspannen können! Bedenken Sie, daß anfangs ungewohnte Körper-Empfindungen für Ihren Partner auftreten werden, die aber nicht als schmerzhaft im üblichen Sinne bezeichnet werden können. Diese Empfindungen lassen sich eher als ein tiefes Durchdringen, als ein durchaus angenehmes Ziehen beschreiben, als ein Gefühl, das Ihr Partner vielleicht als ein »Wohlweh« beschreiben wird.

Bitten Sie auf alle Fälle Ihren Partner vor der Behandlung darum, sich sofort zu melden, wenn etwas, das Sie gerade tun, für ihn unangenehm oder schmerzhaft sein sollte. Auf diese Rückmeldungen Ihres Partners müssen Sie sich stets verlassen können. Denn gerade als Anfänger sollten Sie Ihre größte Aufmerksamkeit bei sich selbst lassen, um rechtzeitig zu bemerken, wann Sie selbst sich anstrengen oder verspannen.

*Wichtig –
vor allem für
Anfänger*

Anfänger machen häufig den Fehler, daß der Druck, den sie an manchen Stellen ausüben, entweder zu stark oder kaum spürbar ist. Oft wollen Anfänger auch zuviel, anstatt einfach da zu sein. Ermutigen Sie deshalb Ihren Partner stets zu Kritik und dazu, Ihnen Verbesserungsvorschläge zu machen und seine Empfindungen zu äußern. Fragen Sie auch nach, wenn Sie etwas nicht verstanden haben. Nur so können Sie lernen und sich verbessern. Vergessen Sie nicht, Ihrem Partner für seine Anregungen zu danken.

Fragen Sie Ihren Partner auch, ob er auf der Unterlage am Boden gut liegt und sich wohlfühlt. Vielleicht wünscht sich Ihr Partner ein Polster oder ein Kissen unter den Füßen; oder er fühlt, daß sich in der Bauchlage durch den seitlich gedrehten Kopf sein Nacken verspannt und verkrampft. Dagegen müssen Sie selbstverständlich etwas tun.

*Bei
Verspannungen*

Um beispielsweise Verspannungen im Nacken zu lösen, legen Sie Ihrem Partner ein längliches, flaches Kissen unter das Brustbein – in keinem Fall unter den Kopf! Ein Kissen unter dem Kopf würde die Verspannung verstärken. Wenn Sie hingegen das Kissen unter das

Brustbein legen, wird dadurch der Oberkörper etwas angehoben und der Nacken kann sich entspannen. Vergewissern Sie sich auf alle Fälle, daß vom Beginn der Behandlung an für Ihren Partner alles stimmt.

Nicht drücken – einfach da sein

Versuchen Sie in Ihrer Behandlung, so unsinnig es klingen mag, einen der wesentlichen Widersprüche des Shiatsu anzunehmen und zu verwirklichen: Drücken Sie nicht! Machen Sie das Nicht-Machen. Nur so kann nach Lao Tse, dem chinesischen Weisen, dessen Bändchen »Tao Te King« für uns voll von Widersprüchen ist, »alles in Ordnung kommen«.

Wenn in den Anleitungen für die Behandlung immer wieder von »anlehnen«, »das Gewicht abgeben«, »drücken« oder »Druck abgeben« die Rede ist, dann ist damit gemeint, absichtslos, ohne Wollen und völlig ohne Anstrengung zu drücken, und damit im westlichen Sinne eigentlich

Nicht »westlich« denken –

– nicht zu drücken. Üblicherweise setzt für uns westlich geprägte Menschen alles Tun eine Absicht, jede Handlung ein Wollen, jedes Vorhaben ein Planen voraus. Aus diesem Denken heraus sind wir auch stets gezwungen, unsere Absicht »durchzusetzen«, unser Wollen »in die Tat umzusetzen«, die Wirklichkeit unseren Plänen anzupassen.

– sondern »östlich« denken lernen

In der östlichen Philosophie, von der Shiatsu wesentlich geprägt ist, geht es darum, im Einklang mit allem Geschehen zu handeln, die Gegebenheiten – so wie sie sind – anzunehmen und mit ihnen zu arbeiten. Diese »Gegebenheiten« sind im Shiatsu Ihr Körpergewicht, Ihre Hände und die Beziehung, die zwischen Ihrem Partner und Ihnen besteht.

In einer Shiatsu-Behandlung nicht zu drücken, bedeutet also, diese Gegebenheiten einzusetzen, ohne über sie hinausgehen zu wollen. Versuchen Sie nicht, sich beispielsweise schwerer zu machen, als Sie sind, oder durch Muskelkraft den Druck Ihrer Hände zu vergrößern. So wird sich Ihnen Ihr Partner vertrauensvoll überlassen können; er hat keine »Überraschungen« zu befürchten, die ihre Ursache in therapeutischen Konzepten oder in übertriebenen Ansprüchen haben mögen. Führen Sie auch mit Ihrem Partner keine ausgedehnte Behandlung durch, wenn

**Drücken –
ohne zu drücken:**
Der Druck entsteht
nur durch das
Gewicht der
Hände, die ent-
spannt auf dem
Partner liegen.

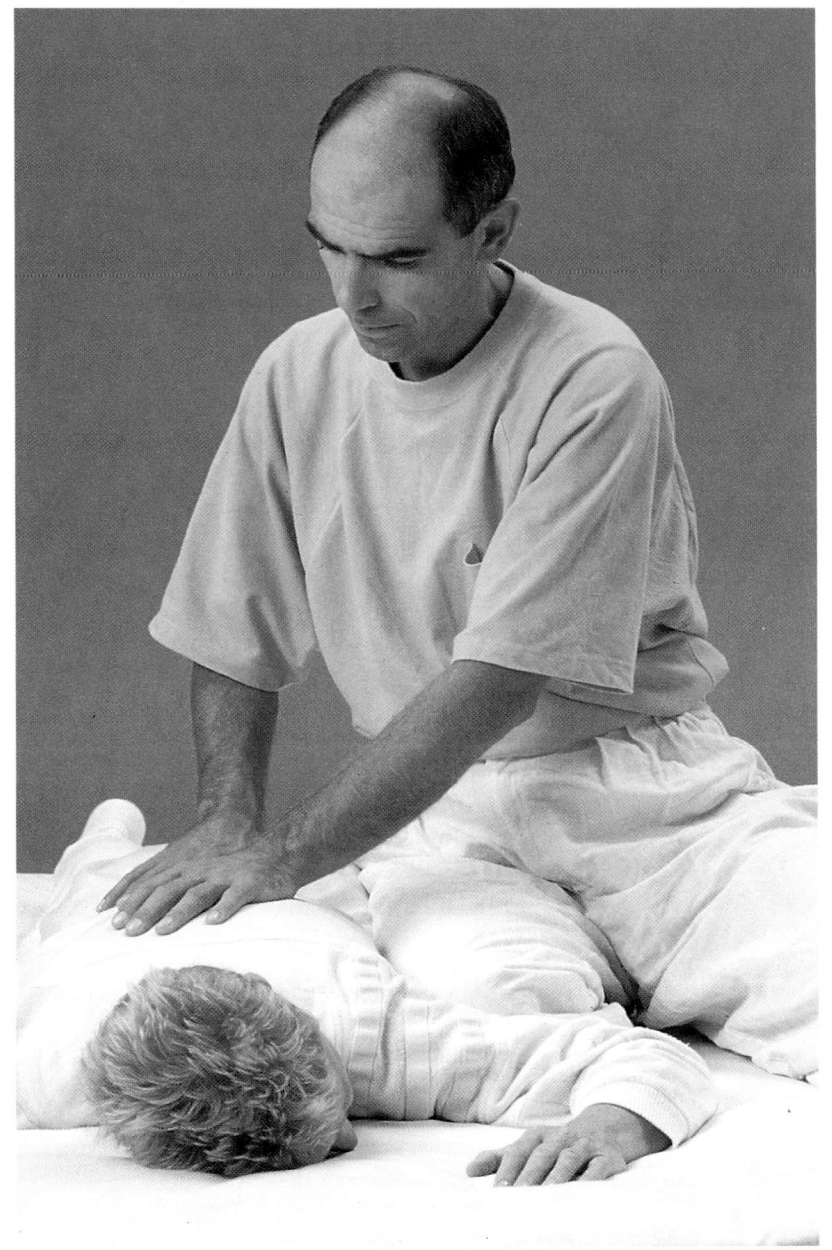

zwischen Ihnen kein Vertrauen besteht oder unausgesprochene Spannungen »in der Luft liegen«.

*»Drücken« –
wie eine Katze*

Vielleicht wird Ihnen das Widersprüchliche des östlichen Denkens verständlich, wenn Sie einmal ein Kleinkind oder eine Katze beobachten. Die Eltern unter Ihnen wissen sicher, wie es sich anfühlt, wenn ihnen Ihr Kleines über den Rücken krabbelt. Katzenfreunde kennen das Gefühl von sanften Katzenpfötchen, wenn ihre Katze ihnen über den Bauch trippelt. Es fühlt sich an wie eine feine, intuitive Massage. Das Kleinkind oder die Katze machen sich über ihre Bewegungen keine Gedanken. Sie wollen nichts, was sie nicht auch gleichzeitig tun.

Beobachten Sie bei der nächsten Gelegenheit Ihr Kind oder Ihre Katze bewußt. Für Ihr Shiatsu können Sie daraus Wesentliches lernen, nämlich die grundlegende, bestmögliche Shiatsu-Technik: spielerisch, entspannt, spontan, ohne Anstrengung, absichtslos da zu sein. Können Sie sich vorstellen, daß Ihr Kind bei seinen Bewegungen ins Schwitzen gerät oder Kreuzschmerzen bekommt?

Behandeln Sie also Ihren Partner in der Haltung des Lao Tse: Machen Sie das Nicht-Machen; tun Sie etwas, indem Sie nichts tun; geben Sie Shiatsu, indem Sie nicht drücken (→ Foto Seite 32)!

Das Hara – Zentrum der Energie

Wenn Sie bemerken, daß während der Behandlung Ihr Kopf die Leitung übernimmt, halten Sie etwas inne. Versuchen Sie, wieder »in Ihren Bauch« zu kommen und von dort aus zu handeln. Die Japaner nennen jenen besonderen Ort unseres Körpers, den wir als unsere eigene, leibliche und geistige Mitte bezeichnen, das Hara.

*Die leibliche und
geistige Mitte*

Es wird von oben durch die unteren Rippen, von unten durch das Schambein begrenzt; die seitlichen Abgrenzungen sind die Hüftknochen. Der Mittelpunkt des Hara ist das Tan Den, auch Ki Kai oder »Ozean der Energie« genannt, und liegt etwa drei Fingerbreit unterhalb des Bauchnabels.

Das Hara ist das Zentrum von Ki, der Lebensenergie, es ist der Sitz jenes Teils des Bewußtseins, der nicht vom Gehirn beherrscht wird; von hier aus verteilt sich das Ki in die Meridiane und in den ganzen Menschen (→ Seite 11). Von hier kommen auch die Intuition, die Spontaneität, die Einfachheit, die für Shiatsu so bedeutend sind.

»Spiegel« des
Gesamtzustands

Am Hara läßt sich der Gesamtzustand eines Menschen ablesen. Verfügt ein Mensch über wenig Energie oder ist sie ungleichmäßig verteilt, ist er körperlich krank oder seelischen Belastungen ausgesetzt – der Zustand des Hara wird davon wesentlich beeinflußt sein.

Das Hara Ihres Partners ist ein sehr persönlicher, empfindlicher, intimer Bereich, und es wird sich Ihnen nur dann öffnen, wenn Sie selbst entspannt sind und Ihr Partner Ihnen vertraut.

Wenn Sie also während der Behandlung außer Atem und ins Schwitzen geraten, wenn Sie »kopflastig« werden und allzu sehr drücken, wenn Ihre Gedanken Sie entführen – dann gönnen Sie sich eine kleine Pause. Lehnen Sie sich dabei weiterhin an Ihrem Partner an, atmen Sie ruhig ein und aus, warten Sie, bis Ihre Gedanken abgeebbt sind.

Besinnen Sie sich
auf sich selbst

Besinnen Sie sich wieder ganz auf sich selbst; kehren Sie zu Ihrer Mitte, zu Ihrem Ursprung zurück; geben Sie Shiatsu aus Ihrem Hara.

Scheuen Sie sich auch nicht, Ihre eigenen Variationen zu finden, sollten Ihnen die in diesem Buch beschriebenen und auf den Abbildungen gezeigten Positionen nicht immer liegen. Verstehen Sie meine Anleitungen und Hinweise bitte nur als Vorschläge, wie Sie Shiatsu geben können – keinesfalls aber als »goldene Regeln« des Shiatsu. Diese gibt es nicht! Lernen Sie, Ihren eigenen Wahrnehmungen zu vertrauen.

Shiatsu hält sich von jeder wissenschaftlichen Objektivität weit entfernt. Seine Stärke liegt gerade in der Subjektivität, im persönlichen Empfinden jedes Behandlers, und in dem besonderen Energiefeld, das zwischen dem Behandler und dem Behandelten entsteht. In diesem Energiefeld geschieht Shiatsu ganz von selbst. Je weniger Sie dazu tun, je mehr Sie Shiatsu zulassen, desto vollkommener wird es sein.

Schritt für Schritt lernen

Mit Hilfe dieses Buches lernen Sie in zwei Schritten die Grundlagen der Shiatsu-Praxis.

Erster Schritt   Im ersten Schritt führen Sie in beliebiger Reihenfolge vier einfache Übungen durch. Für zwei der Übungen brauchen Sie einen Partner, ohne jedoch mit ihm im Sinne einer Shiatsu-Behandlung zu arbeiten.
Sie lernen, mit Ihrem Körper und mit Ihren Händen in der Weise umzugehen, wie es für eine erfolgreiche Shiatsu-Behandlung nötig ist. Die Übungen bereiten Sie also auf die Shiatsu-Behandlung vor. Führen Sie diese Übungen so lange durch, bis sie Ihnen vertraut sind und Sie das Gefühl haben, ihren Sinn verstanden zu haben.

Zweiter Schritt   Im zweiten Schritt vollziehen Sie eine Shiatsu-Behandlung mit Partner. Diese Behandlung ist in vier Abschnitte unterteilt: Behandlung der Körperrückseite, der rechten und linken Körperseiten, der Körpervorderseite und des Nacken-Kopf-Bereichs.
Wenn Ihnen alle Einzelschritte dieser Behandlung leicht von der Hand gehen, können Sie deren Ablauf in beliebiger Reihenfolge gestalten. Sie können am Nacken beginnen oder am Hara, Ihre Behandlung an den Füßen abschließen oder, wenn Sie möchten – besser gesagt: wenn Sie spüren, daß Ihr Partner es braucht –, an Kopf und Gesicht.
Behandeln Sie die einzelnen Körperbereiche in kleinen Schritten und stets mehrmals. Mit der Zeit werden Sie energetische Unterschiede herausspüren lernen.
Wenn Sie auf Stellen treffen, die Sie als leer und »bedürftig« empfinden, bleiben Sie mit Ihren Händen dort etwas länger als auf anderen Stellen. Andererseits können Sie Tsubos (→ Seite 15) nur kurz berühren, wenn Sie an ihnen Energie-Fülle wahrnehmen.
Für Sie als Anfänger wäre es kaum sinnvoll, wenn ich Ihnen die Behandlung der Meridiane in allen Einzelheiten darstellte. Ich werde Sie aber in einem Behandlungsteil oder wenn Sie eine bestimmte Technik ausführen jeweils darauf hinweisen, an welchem Meridian Sie gerade arbeiten.
Schauen Sie auch hin und wieder auf die Meridian-Tabelle (→ Seite 20 und 21), um sich zu orientieren. Für das Shiatsu, das Sie mit Hilfe

dieses Buches lernen, genügen diese Informationen. Zudem wird Ihr Shiatsu ohnehin am besten werden, wenn Sie unbelastet von theoretischen Erörterungen über Meridiane und Tsubos behandeln.
Als Anfänger sollten Sie unbekümmert Ihren Händen vertrauen und zusammen mit Ihrem Partner Ihre Freude an der praktischen Anwendbarkeit dieser wunderbaren Methode haben.

Vorbereitende Übungen

Um Ihnen die Grundelemente für die Shiatsu-Praxis an die Hand zu geben, führen Sie bitte die folgenden Übungen durch. Sie lernen in diesen Übungen, wie Sie im Shiatsu Ihren Körper und Ihre Hände einsetzen.

Erste Übung: Anlehnen

Bewußt und ohne Hemmung

Versuchen Sie als erste Übung das Anlehnen – zunächst an eine Wand, dann an einen anderen Menschen, also Rücken an Rücken oder Seite an Seite (→ vordere Umschlaginnenseite). Der Sinn dieser Übung ist vor allem, daß Sie Ihr eigenes Körpergewicht und das eines anderen Menschen bewußt spüren. Dazu gehört auch, daß Sie Ihr Gewicht wirklich loslassen und sich ohne Hemmung anlehnen. Entspannen Sie sich also, machen Sie sich schwer, so gut es Ihnen gelingt. Beobachten Sie aufmerksam und genau: Wie gelingt Ihnen das Anlehnen? Was geht dabei in Ihnen vor? Fühlen Sie sich sicher und locker? Müssen Sie sich anstrengen, verkrampfen Sie sich? Wie könnten Sie die Unterschiede beschreiben – wenn Sie sich an eine Wand anlehnen, wenn Sie sich an einen Menschen anlehnen?
Besprechen Sie dies alles mit Ihrem Partner; tauschen Sie Ihre Beobachtungen aus; erklären Sie auch Einzelheiten genau.

Zweite Übung: Krabbeln

In fließender Bewegung

Zur nächsten Übung kommen Sie bitte »auf alle Viere« auf den Boden. Werden Sie für eine Weile wieder zu einem kleinen Kind. Es will die Welt erkunden und hat zur eigenen Fortbewegung eine Möglichkeit gefunden – das Krabbeln.
Für alle Shiatsu-Techniken ist das Krabbeln eine hervorragende Vorbereitung. Denn Sie lernen dabei, in der Bewegung entspannt zu bleiben und Ihr Körpergewicht fließend zu verlagern. Zudem macht es Ihre Wirbelsäule beweglicher und lindert Rückenschmerzen; durch die gegenläufigen Bewegungen der Arme und der Beine fördert es auch

Die Krabbel-Position:
Das Körpergewicht wird gleichmäßig auf Hände und Knie verteilt; Nacken und Schultern bleiben entspannt.

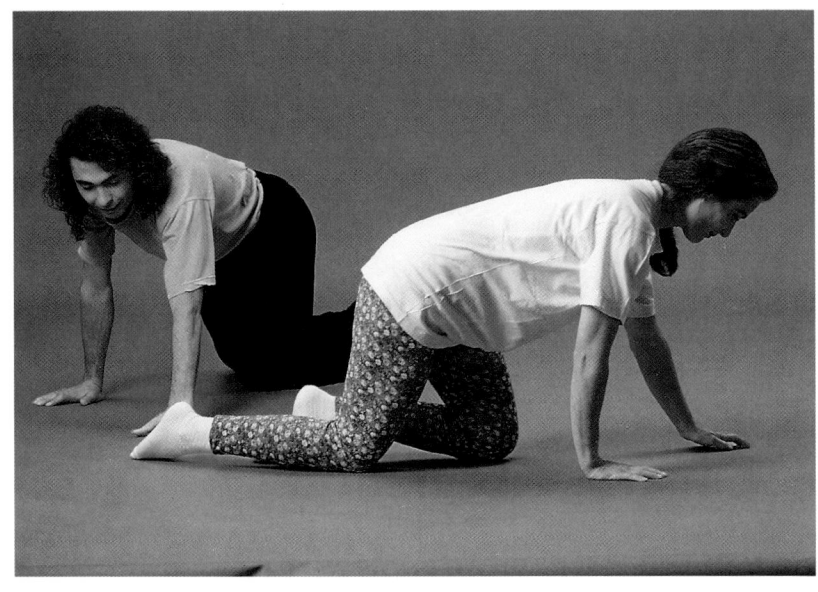

Körpergewicht gleichmäßig verteilen

das Zusammenspiel Ihrer beiden Gehirnhälften, die jeweils für unterschiedliche Aufgaben Ihres Lebens »zuständig« sind.
Bitte krabbeln Sie. Achten Sie auch hier auf jede Einzelheit. Wann bringen Sie beispielsweise die rechte oder die linke Hand nach vorne? Wann bewegen Sie das rechte oder das linke Knie? Wie stimmen Sie die Bewegung der Arme und der Beine aufeinander ab? Wie halten Sie Ihren Kopf? Wenn Sie die Welt entdecken wollen wie ein Baby, müssen Sie den Kopf heben. Können Sie wahrnehmen, wie dabei Ihre Wirbelsäule länger und gerader, Ihr Atem tiefer wird? Verteilen Sie Ihr Körpergewicht gleichmäßig auf Hände und Knie, versuchen Sie, in den Schultern und im Nacken locker zu bleiben (→ Foto oben).
Krabbeln Sie bitte einmal durch Ihre ganze Wohnung; krabbeln Sie, wenn möglich, täglich mindestens fünf Minuten.
Halten Sie während dieser Krabbel-Übung einmal kurz inne. Kommen Sie in eine bequeme Vierfüßler-Haltung, die Hände und Knie schulter-

beziehungsweise hüftbreit auseinander. Verlagern Sie Ihr Körpergewicht auf die Hände, indem Sie Ihren Oberkörper langsam nach vorne bewegen. Halten Sie den Kopf erhoben. Nehmen Sie wahr, wie durch diese langsame Gewichtsverlagerung der Druck Ihrer Hände auf den Boden immer stärker wird. In umgekehrter Weise werden Sie bemerken, wie der Druck Ihrer Hände auf den Boden allmählich abnimmt, wenn Sie Ihren Oberkörper langsam wieder zurückbewegen.

Krabbeln Sie nach dieser lehrreichen Unterbrechung ruhig noch ein Stück weiter, bevor Sie sich ausruhen.

Sollten nach diesen Bewegungen Ihre Handgelenke und Ihre Knie schmerzen, werden Sie verstehen, warum Sie für die Shiatsu-Behandlung eine gute Unterlage benötigen. Es geht dabei nicht nur um das Bedürfnis Ihres Partners, bequem zu liegen; den Futon oder ähnliches brauchen Sie auch für Ihre Knie. Ich möchte Sie deshalb nochmals darum bitten, sich um eine geeignete Unterlage für Ihre Shiatsu-Behandlung zu bemühen.

Dritte Übung: Druck ausüben

Sie lernen jetzt, wie Sie im ruhigen Rhythmus Ihrer Ein- und Ausatmung Ihr Körpergewicht verlagern, um so sanften und gleichmäßigen Druck abzugeben.

Legen Sie ein Polster auf den Boden – das längliche Armpolster Ihrer Couch, ein großes, fest gefülltes oder gepolstertes Kissen –, und gehen Sie in Krabbel-Position. Krabbeln Sie jetzt mehrmals kreuz und quer über dieses Polster hinweg. Es wird Ihnen nicht schwerfallen. Lassen Sie schließlich, nachdem Sie einige Male mit allen Vieren über das Polster gekrabbelt sind, Ihre Hände auf dem Polster ruhen, die Knie bleiben am Boden. Ihre Position ist wie in der zweiten Übung ein bequemer Vierfüßlerstand: Stützen Sie sich mit Ihren Händen auf das Polster; strecken Sie Ihre Ellbogen. Ihren Kopf halten Sie gehoben, damit Ihr Rücken gerade ist und Sie frei atmen können. Wenn Sie das nächste Mal ausatmen, verlagern Sie Ihr Körpergewicht auf Ihre Hände, indem Sie Ihren Oberkörper langsam nach vorne bewegen. Solange Sie ausatmen

Im ruhigen
Rhythmus der
Ein- und Aus-
atmung das
Körpergewicht
verlagern:
Beim Ausatmen
nach vorne lehnen
– Druck ausüben
(links).
Beim Einatmen
nach hinten lehnen
– Druck verringern
(rechts).

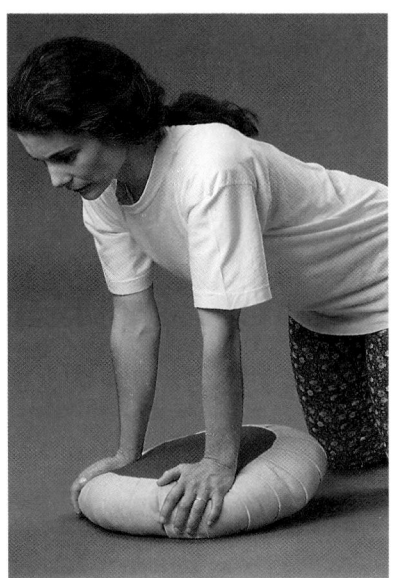 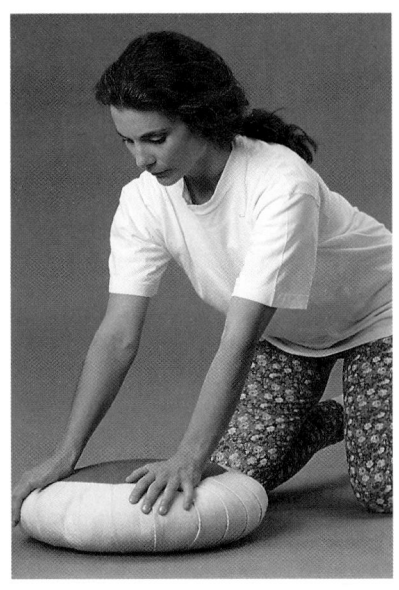

*Mehrmals
wiederholen*

beziehungsweise ausgeatmet haben, lassen Sie Ihr Gewicht auf Ihren
Händen – unverändert und unbewegt (⟶ Foto oben links). Mit dem
Einatmen bewegen Sie Ihren Oberkörper wieder nach hinten und
nehmen mit dieser Bewegung das Gewicht und den Druck allmählich
wieder von den Händen. Gehen Sie dabei nicht zu weit nach hinten;
bringen Sie Ihren Schwerpunkt nur bis über die Knie, ohne sich weiter
nach hinten zu bewegen und sich möglicherweise auf Ihre Fersen zu
setzen (⟶ Foto oben rechts). Wiederholen Sie diese Bewegung mehrmals – bis Sie das Gefühl haben, sie wirklich entspannt ausführen zu
können.

Vierte Übung: Aufgaben der Hände

Es gibt einen wichtigen Grund, weshalb Sie im Shiatsu Ihren Partner immer mit Ihren beiden Händen berühren sollten. Versuchen Sie bitte, diesen Grund in der nächsten Übung selbst herauszufinden.

Setzen Sie sich Ihrem Partner in einer Ihnen bequemen Haltung etwas versetzt gegenüber. Ihr Partner schließt die Augen und ist nur innerer Beobachter. Nachdem Sie beide einige Male tief durchgeatmet haben und zur Ruhe gekommen sind, nehmen Sie den Arm Ihres Partners, der Ihnen näher ist, und umfassen ihn mit der rechten oder linken Hand etwas oberhalb des Handgelenks (→ linkes Foto Seite 42). Achten Sie darauf, daß der Arm in Ihrer Hand nicht nur wie auf einer Armlehne ruht, sondern daß Sie ihn mit festem Griff halten; geben Sie Ihrem Partner damit das Gefühl einer verläßlichen Stütze. Lassen Sie ihm etwas Zeit, um sich darauf einzustellen und Ihrem Halt nachzuspüren. Dann bringen Sie – etwa unterhalb des Ellbogengelenks – Ihre andere Hand als weitere Stütze dazu (→ rechtes Foto Seite 42). Bleiben Sie eine Weile in der Position, damit Ihr Partner das Gefühl erspüren kann, jetzt von zwei Händen gehalten zu werden. Damit ihm der Unterschied zur einhändigen Stütze deutlicher wird, nehmen Sie Ihre zweite Hand wieder weg, warten etwas und bringen sie wieder als Stütze an den Arm zurück. Bleiben Sie für kurze Zeit in dieser Position, bevor Sie den Arm Ihres Partners vorsichtig loslassen.

Der Partner kann den Unterschied spüren

Anschließend gehen Sie die Übung mit vertauschten Rollen durch. Ihr Partner nimmt jetzt Ihren Arm, zunächst nur mit einer Hand, dann mit beiden Händen. Erzählen Sie sich zum Schluß der Übung genau, was Sie alles bemerkt und empfunden haben. Ist Ihnen der Grund klar geworden, weshalb Sie stets mit zwei Händen arbeiten sollten?

Zwei Hände sind in jedem Fall eine bessere Stütze als eine Hand. Aber es kommt hier noch etwas hinzu: Durch die Berührung des Arms an zwei Stellen vermitteln Sie Ihrem Partner mehr Gefühl für seinen ganzen Arm, als würden Sie ihn nur an einer Stelle halten. Durch die Berührung mit beiden Händen kann er den ganzen Körperteil wahrnehmen. Es ist so, als würden Sie sich in verschieden großen Spiegeln betrachten. In einem kleinen, runden Kosmetik-Spiegel sehen Sie nur einen kleinen Ausschnitt

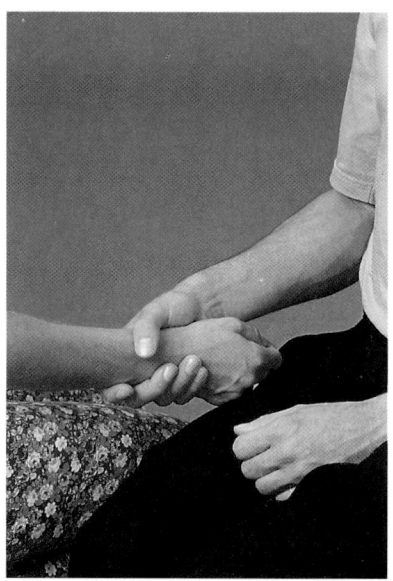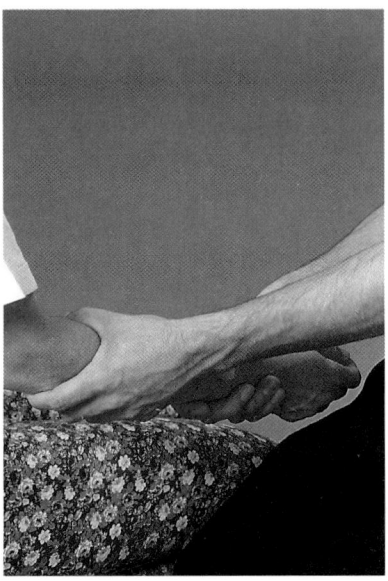

von sich; in einem großen Garderoben-Spiegel hingegen sehen Sie Ihren ganzen Körper. Die Berührung im Shiatsu kann tatsächlich mit einem Spiegel verglichen werden, den der Behandler seinem Partner in unterschiedlichen Ansichten und Blickwinkeln vorhält. Indem Sie Ihre beiden Hände benutzen, kann der Partner sich selbst »in verschiedener Hinsicht« wahrnehmen.

Mutterhand und Kindhand

Zwei Berührungs-flächen

Bei allen Shiatsu-Techniken sollten Sie versuchen, Ihre beiden Hände in dieser Weise einzusetzen. Dabei ist es wichtig, daß Ihre Hände tatsächlich getrennt voneinander arbeiten. Sie müssen also soweit voneinander entfernt sein, daß Ihr Partner sie auch deutlich als zwei Berührungsflächen wahrnehmen kann. Wenn Ihre Hände zu nahe aneinander sind, wird er sie nur als eine Berührungsstelle erfahren.

In der Praxis der Behandlung kann dabei eine Hand auf einer bestimmten Stelle unbewegt ruhen, während sich die andere bewegt. Manche Behandler betrachten ihre eine Hand als die »Yin-Hand«: die ruhende, stützende Hand; die andere Hand als ihre »Yang-Hand«: die aktive, fordernde Hand. Andere sprechen auch von einer Polarität in ihren Händen, die die Energien zum Fließen bringt.

Die stille, nach außen hin passive Hand wird »Mutterhand« genannt. Sie ist für den Partner fortwährend da und soll eine ruhige, beschützende, stützende Ausstrahlung haben. Durch ihre dauernde Anwesenheit und ihre beständige »Aufmerksamkeit« teilt diese Hand dem Partner gleichsam mit: Du kannst ruhig loslassen, alles ist in Ordnung, ich kümmere mich um Dich, ich bin ganz da. In dieser Hand drücken Sie Ihre eher weibliche, sorgende, mütterliche Seite aus.

Die andere Hand hingegen, die »Kindhand« genannt wird, ist aktiv, in ständiger Bewegung; sie erforscht, fordert, aktiviert, stimuliert; allerdings ist sie von der Mutterhand nicht unabhängig. Sie bleibt in ihrer Nähe und umspielt sie wie ein Kind: neugierig, forsch, aufgeweckt; jedoch stets unter dem »Schutz« und innerhalb der »Reichweite« der Mutterhand.

Diese Hand will sich der Mutterhand mitteilen und ihre Nähe spüren. Sollte sie sich doch einmal – wie gedankenverloren im Spiel – zu weit von der Mutterhand entfernen, wird jene sogleich nachfolgen, um »das Kind im Auge zu behalten«. Allein Ihr Gefühl bestimmt, wie groß der Abstand zwischen Ihren beiden Händen werden kann.

Die gerade dargestellten unterschiedlichen Funktionen von Mutter- und Kindhand sind nicht an die linke oder rechte Hand gebunden. Im Laufe einer Behandlung werden Sie diese Funktionen öfter mal der einen, mal der anderen Hand zuweisen – je nachdem, an welcher Stelle Sie gerade arbeiten, welche Technik Sie anwenden, wie Sie und Ihr Partner sich am wohlsten fühlen.

Die Stelle, auf der die Mutterhand liegt, ist eigentlich beliebig. Es kommt auf Ihren Partner an, an welcher Stelle er sich Ihre Mutterhand wünscht.

Dies teilt er Ihnen allerdings nicht durch eine sprachliche Erklärung mit. Es ist vielmehr Ihre Aufgabe, mit zunehmender Erfahrung ein Gespür dafür zu entwickeln, an welcher Stelle bei Ihrem Partner Energie fehlt, und er sich deshalb dort leer und müde fühlt. An dieser Stelle ist Stütze und Halt nötig, dies ist der Platz für die Mutterhand.

Experimentieren Sie, um diesen Platz herauszufinden; probieren Sie verschiedene Möglichkeiten aus. Erspüren Sie, wie sich Energie-Fülle, wie sich Energie-Leere anfühlt. Fragen Sie Ihren Partner, ob er Ihre Mutterhand dort, wo sie sich befindet, annehmen kann. Sammeln Sie Erfahrungen. Wenn sich Ihr Partner mit dem beständigen, sanften Druck der Mutterhand wohl fühlt und sich dabei tief entspannen kann, haben Sie die richtige Stelle gefunden.

Die Kindhand sollte ständig mit dem Partner in Berührung bleiben, auch wenn sie aktiv ist und sich bewegt. Springen Sie mit ihr nicht von einem Tsubo (→ Seite 16) zum nächsten, schon gar nicht von einer Körperregion zu einer anderen. Dies würde Ihren Partner sehr unruhig werden lassen, denn er wüßte nie, wo Ihr Druck als nächstes einsetzen wird. Rutschen Sie deshalb mit Ihrer Kindhand gewissermaßen von einem Tsubo ins nächste; lassen Sie die Hand einfach weitergleiten, während Sie den Druck wegnehmen. Es ist gut möglich, daß Sie dabei einige Punkte der Meridian-Landkarte übergehen. Nur zu! Diese Punkte sind eben keine Tsubos, wie wir sie verstehen – keine Stellen also, an denen sich Ihr Partner der Berührung öffnet. Indem Sie aber stets in Berührung mit Ihrem Partner bleiben, kann er Ihren nächsten Schritt mitvollziehen und sich so Ihren Händen vertrauensvoll überlassen.

Einfache Shiatsu-Techniken für den ganzen Menschen

Die erste Berührung

Die Tatsache, daß Ihr Partner von Ihnen Shiatsu bekommen möchte, zeigt Ihnen, daß er Ihnen vertraut. Wenn Sie Ihre Hände zu Ihrem Partner bringen, tun Sie es ruhig und gesammelt. Lassen Sie die erste Berührung ein Anklopfen und eine Begrüßung sein. Stolpern Sie bitte nicht über die Türschwelle, sondern warten Sie, bis Ihnen geöffnet wird und Sie eingelassen werden. Legen Sie Ihre Hände entspannt und ohne Druck, nur mit ihrem eigenen Gewicht auf Ihren Partner (→ Foto Seite 32). Lassen Sie sie dort liegen, und fühlen Sie sich ein. Spüren Sie die Wärme, die Weichheit, die Spannung, die Zerbrechlichkeit seines Körpers; spüren Sie sein Atmen – kommen Sie an.

Shiatsu für die Körperrückseite

Es ist wichtig, daß Ihr Partner in bequemer Lage auf dem Bauch liegt. Die Beine sollten so liegen, daß die großen Zehen sich berühren und die Fersen nach außen fallen. Wenn zwischen Fußrücken und Boden noch Raum ist, können Sie Ihrem Partner ein Kissen als Stütze unterlegen. In dieser Lage ist Ihnen der Blasen-Meridian, der die gesamte Rückseite des Körpers von oben nach unten durchströmt, am besten zugänglich (→ Tabelle Seite 20 und 21).

Behandlung des Rückens

Setzen Sie sich in eine für Sie bequeme Position neben Ihren Partner. Dies kann jede Position sein, in der Sie länger entspannt sitzen können – der Fersensitz oder eine andere, beliebige Position. Ihr Partner liegt zu Beginn der Behandlung an Ihrer rechten Seite, Sie haben Blickrichtung zu seinem Kopf.

Vertraut werden, anwärmen

Um mit dem Rücken Ihres Partners vertrauter zu werden, auch, um ihn etwas anzuwärmen, lassen Sie eine Hand nach der anderen von oben nach unten mehrmals über die Wirbelsäule gleiten – wie Meereswellen, die eine nach der anderen am Strand ankommen.
Gehen Sie anschließend in die Krabbel-Position; Ihr Partner liegt jetzt vor Ihnen. Ihre rechte Hand bringen Sie als Mutterhand auf das Kreuz-

Behandlung des Rückens:
Die Kindhand arbeitet mehrmals auf beiden Seiten der Wirbelsäule den Rückenstreckermuskel abwärts (oben), bis sie jeweils bei der Mutterhand ankommt, die auf dem Kreuzbein des Partners liegt (unten).

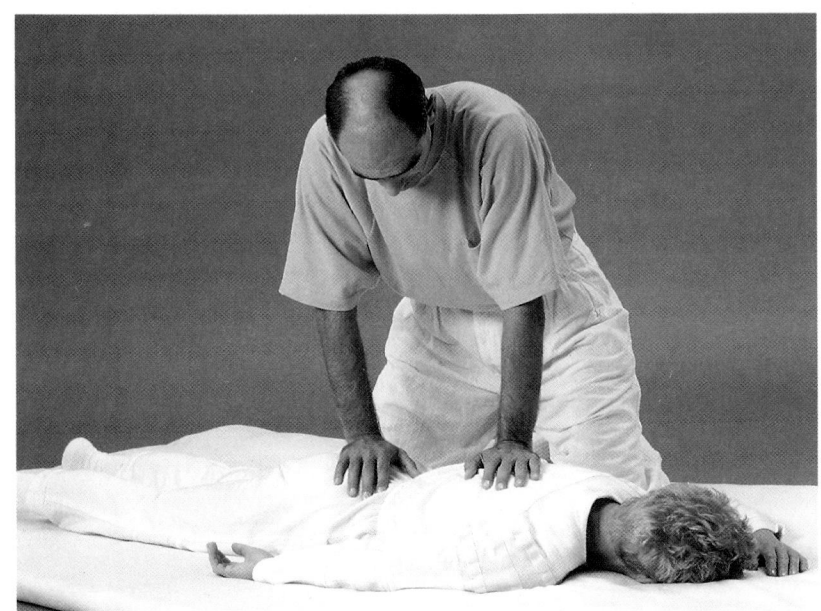

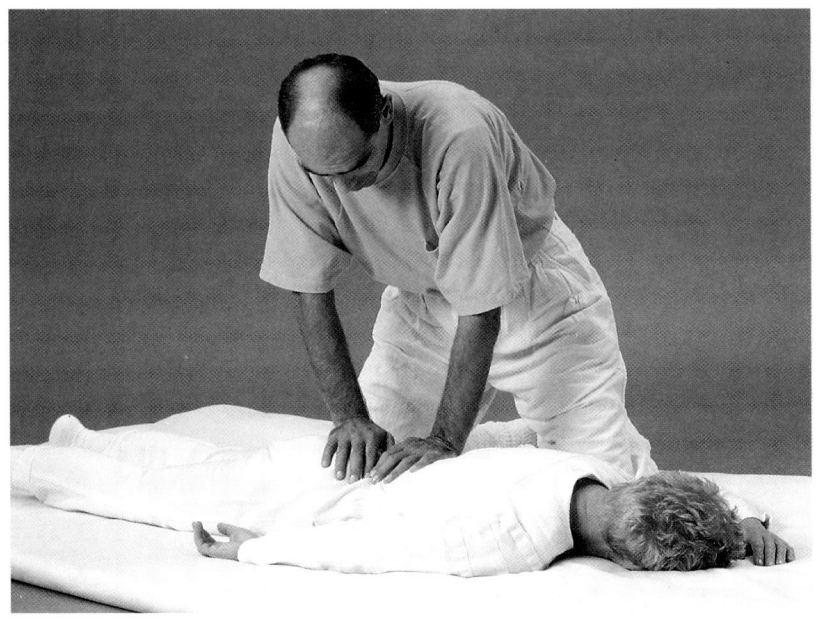

Behandlung von Gesäß und linkem Oberschenkel:
Die Mutterhand ruht auf dem Kreuzbein, die Kindhand behandelt (oben).
Dehn-Technik für das linke Bein:
Die linke Hand ist in der Kniekehle eingeklemmt, die rechte Hand umfaßt den linken Fuß des Partners (unten).

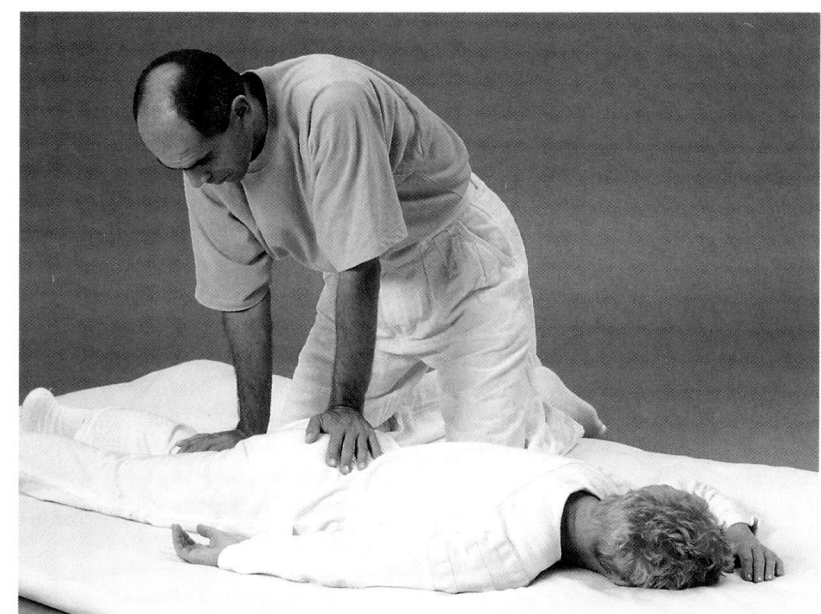

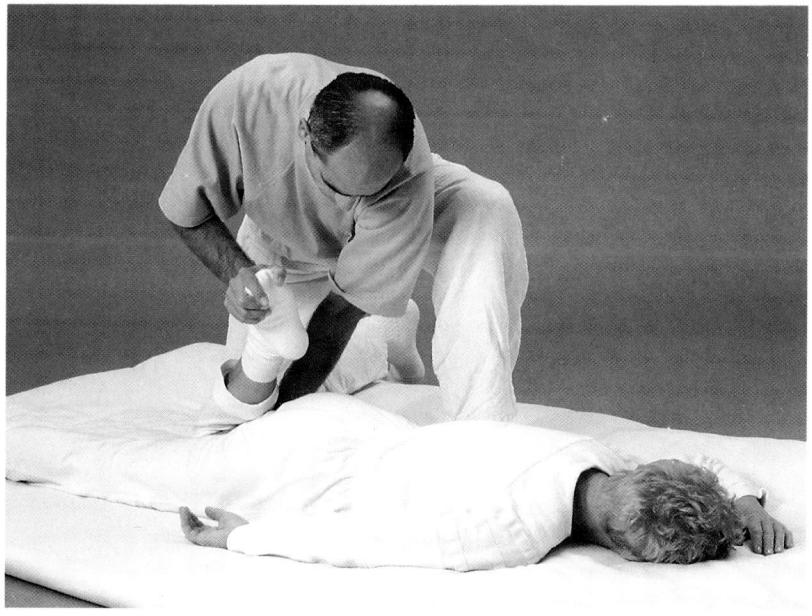

47

*Im Rhythmus
des Atmens
arbeiten*
bein Ihres Partners. Ihre linke Hand ist Kindhand; legen Sie sie auf die
größte Wölbung seines Rückens, und stimmen Sie sich auf den Atem-
rhythmus Ihres Partners ein (→ auch Foto Seite 32).
Wenn er das nächste Mal ausatmet, verlagern Sie Ihren Körperschwer-
punkt nach vorne, lehnen Sie sich mit flachen Händen auf seinen
Rücken (→ Seite 39). Arbeiten Sie mehrmals auf beiden Seiten der
Wirbelsäule den Rückenstreckermuskel abwärts, bis Ihre Kindhand
jeweils bei der Mutterhand ankommt (→ Fotos Seite 46).
Kümmern Sie sich dabei nicht um den Verlauf der Meridiane. Mit zunehmender Erfahrung werden Ihre Hände die Linien von alleine finden.

Behandlung der Beine und Füße

Nachdem Sie den Rücken Ihres Partners behandelt haben, bewegen
Sie sich in der Krabbel-Position ein Stück weiter in Richtung der Füße
Ihres Partners, um das linke Bein Ihres Partners zu behandeln.
Damit sich Ihre Arme dabei nicht überkreuzen, werden Ihre Hände jetzt
ihre Aufgaben tauschen: Die Kindhand – Ihre linke Hand – wird zur
Mutterhand und ruht auf dem Kreuzbein Ihres Partners; die Mutterhand –
Ihre rechte Hand – wird zur Kindhand.
Bearbeiten Sie mit Ihrer rechten Hand das Gesäß und den linken Ober-
schenkel Ihres Partners bis etwas oberhalb der Kniekehle. Lehnen Sie
sich an, Handbreit für Handbreit (→ Foto oben Seite 47). Drücken Sie
aber nicht in die Kniekehle! Da das Knie sehr knochig ist, wäre das für
*Mehrmals
wiederholen*
Ihren Partner nur schmerzhaft. Wiederholen Sie die Behandlung vom
Gesäß zur Kniekehle bitte einige Male.

Übergang: Dehnung des linken Beins
Bevor Sie den linken Unterschenkel und den linken Fuß Ihres Partners
behandeln, können Sie eine besondere Technik für die Kniekehle aus-
führen.
Diese kleine Technik entspannt das Kniegelenk, macht es für den Fluß
der Energie wieder durchlässig – gerade in Gelenken ist der Fluß der
Energie oft blockiert –, löst Wadenkrämpfe und belebt die Beine. Mit
Hilfe dieser Technik können Sie auch auf direkte Weise den Ischiasnerv

behandeln; auf indirekte Weise wirkt sie über den Blasen-Meridian (→ Seite 14) auf den Lendenwirbelbereich ein. Verspannungen im unteren Rücken, Rückenschmerzen durch Haltungsschwächen, durch eine Fehlfunktion der Blase, der Nieren oder der Verdauung können also auch im Bereich des Knies positiv beeinflußt werden. Neben diesen

Die Behandlung in Fluß halten

wohltuenden Wirkungen hat diese Technik den Zweck, den Ablauf der Behandlung in Fluß zu halten.

Bewegen Sie sich auf den Knien wieder ein Stück weiter in Richtung der Füße Ihres Partners, bis Sie sich vor seinem linken Knie befinden. Nehmen Sie dabei Ihre linke Hand von seinem Kreuzbein und legen sie mit der Handinnenfläche nach unten flach in seine linke Kniekehle. Ihre rechte Hand schieben Sie unter seinen linken Fuß. Um sich selbst besser abstützen zu können, stellen Sie Ihren linken Fuß auf.

Winkeln Sie jetzt den linken Unterschenkel Ihres Partners an und beugen ihn über Ihre linke Hand. Ihre Arme sind in dieser Position überkreuz; Ihre linke Hand ist in der Kniekehle eingeklemmt (→ Foto unten Seite 47). Lehnen Sie sich mit Ihrem Körpergewicht sowohl in die rechte als auch in die linke Hand. Bleiben Sie mit Ihrem Partner eine Zeitlang in dieser Stellung.

Legen Sie den linken Unterschenkel anschließend wieder auf den Boden, kommen Sie in die Krabbel-Position und rücken auf den Knien vor die linke Wade Ihres Partners, um sie zu behandeln. Lehnen Sie sich Handbreit für Handbreit mit Ihrer rechten Hand auf die Wade – Ihre linke Hand legen Sie als Mutterhand etwas unterhalb der Kniekehle auf den Ansatz des Wadenmuskels (→ Foto Seite 2/3).

Vorsicht bei großen Spannungen

In den Unterschenkeln, vor allem in den Waden, verbergen sich häufig große Spannungen. Seien Sie daher vorsichtig und zurückhaltend. Fragen Sie bei Ihrem Partner nach, wie der Druck Ihrer Hände bei ihm ankommt.

Behandlung des linken Fußes

Nach der Behandlung der linken Wade lehnen Sie sich mit Ihrer rechten Hand in die linke Fußsohle Ihres Partners. Behandeln Sie die Fußsohle von der Ferse bis zu den Zehen. Sie knien dabei nach wie vor in der Krabbel-Position an der linken Seite Ihres Partners.

Behandlung der linken Fußsohle:
Der Behandler arbeitet mit beiden Daumen entlang einer gedachten Mittellinie von den Zehen zur Ferse, danach an der Außenkante und an der Innenkante.

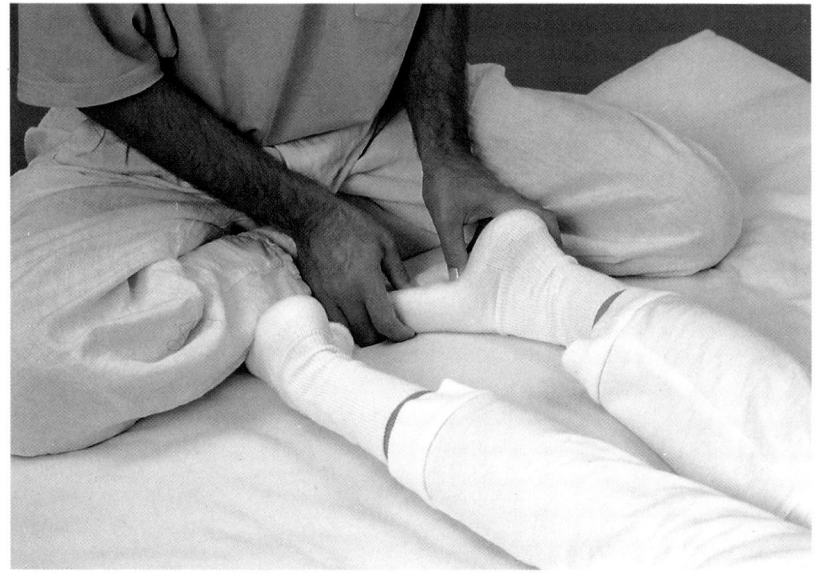

Ihre linke Hand liegt als Mutterhand noch auf dem Ansatz des Wadenmuskels.

Während Sie Ihre rechte Hand noch in die Fußsohle stützen, nehmen Sie Ihre linke Hand von der Wade Ihres Partners und wandern auf den Knien in einem Viertelkreis vor seine Füße, so daß er der Länge nach vor Ihnen liegt.

Jetzt dürfen Sie sich erstmals auf Ihre Fersen setzen. Nehmen Sie Ihre rechte Hand von der Fußsohle, und behandeln Sie mit den Daumen Ihrer beiden Hände die linke Fußsohle Ihres Partners (→ Foto oben).

Auch hier: anlehnen

Drücken Sie dabei auf der Fußsohle entlang einer gedachten Mittellinie von der Ferse bis zu den Zehen, danach an der Außenkante, dann an der Innenkante des Fußes.

Vergegenwärtigen Sie sich, was mit »drücken« gemeint ist: das eigene Körpergewicht abgeben, sich anlehnen. Von den meisten Menschen wird diese Fuß-Behandlung als äußerst angenehm empfunden.

Nach dieser kurzen Fuß-Behandlung kommen Sie aus dem Fersensitz
wieder in die Krabbel-Position. Legen Sie beide Hände auf die Fußsohlen Ihres Partners, und lehnen Sie sich kräftig an.

*In der Krabbel-
Position*

Nehmen Sie Ihre Hände von den Fußsohlen Ihres Partners, und wandern Sie auf den Knien vor sein rechtes Knie. Sie knien jetzt auf der
rechten Seite Ihres Partners. Vollziehen Sie wieder die Technik für das
Kniegelenk:
Schieben Sie Ihre linke Hand unter das rechte Fußgelenk des Partners,
Ihre rechte Hand legen Sie mit der Handinnenfläche nach unten flach in
seiner rechte Kniekehle. Stellen Sie Ihren rechten Fuß auf, um Ihre Position abzustützen. Winkeln Sie anschließend den rechten Unterschenkel
Ihres Partners an und beugen ihn über Ihre rechte Hand. Ihre Arme
überkreuzen sich dabei. Lehnen Sie sich mit Ihrem Körpergewicht in Ihre
beiden Hände. Fragen Sie Ihren Partner, wie stark Sie sich anlehnen
können. Nach einer Weile legen Sie den Unterschenkel langsam wieder ab.

Behandlung des rechten Beins

*Vom Gesäß
zu den Füßen*

Das rechte Bein Ihres Partners behandeln Sie wieder von oben nach
unten, also vom Gesäß zu den Füßen. Der Grund für diese Richtung der
Behandlung ist, daß die Energie auf der Rückseite des Körpers stets von
oben nach unten fließt – vom Himmel zur Erde, vom Kopf zu den Füßen
(→ Seite 11).
Bewegen Sie sich in der Krabbel-Position etwas in Richtung des Kopfes
Ihres Partners, bis Sie vor seinem rechten Oberschenkel knien. Legen
Sie Ihre rechte Hand als Mutterhand auf sein Kreuzbein; Ihre linke Hand
bearbeitet als Kindhand das Gesäß und den Oberschenkel bis zur
Kniekehle. Wiederholen Sie diesen Ablauf mehrere Male.
Rücken Sie wieder etwas in Richtung der Füße Ihres Partners, um seinen
rechten Unterschenkel zu behandeln. Ihre rechte Hand legen Sie als
Mutterhand unterhalb der Kniekehle auf den Ansatz des Waden-
muskels. Ihre linke Hand arbeitet Handbreit für Handbreit die Wade
abwärts bis zum rechten Fußgelenk.

51

Behandlung des rechten Fußes

Arbeiten Sie weiter, indem Sie sich aus der Krabbel-Position mit Ihrer linken Hand kräftig in die rechte Fußsohle Ihres Partners lehnen. Behandeln Sie die Fußsohle von der Ferse bis zu den Zehen. Ihre rechte Hand ruht noch auf der rechten Wade Ihres Partners.

Nehmen Sie jetzt Ihre rechte Hand von der Wade und Ihre linke Hand von der Fußsohle. Rücken Sie dabei auf den Knien bis unterhalb der Füße Ihres Partners.

Mit beiden Daumen

Setzen Sie sich in den Fersensitz, und behandeln Sie mit den Daumen beider Hände die rechte Fußsohle Ihres Partners – arbeiten Sie auf einer gedachten Mittellinie von den Zehen zur Ferse; bearbeiten Sie schließlich auch die Außen- und die Innenkante des Fußes.

Technik für die Fußsohlen

Nachdem Sie den rechten Fuß behandelt haben, können Sie wiederum eine einfache, verblüffend wirkungsvolle und angenehme Technik für die Füße ausprobieren. Sie geben dabei Shiatsu nicht mit den Händen, sondern mit Ihren Füßen, genauer gesagt, mit Ihren Fersen. Voraussetzung dafür ist allerdings, daß die Füße des Partners ganz am Boden anliegen. Diese Technik mag Sie zunächst sehr befremdlich anmuten.

Angenehm und wirkungsvoll

Wenn Sie sie jedoch ausprobieren, werden Sie feststellen, daß Ihr Partner sie als überaus angenehm empfindet.

Stellen Sie sich aufrecht hin, mit dem Rücken zu Ihrem Partner, dicht vor seine Füße. Heben Sie Ihre Fersen etwas an, und tippeln Sie nach hinten, bis Sie mit Ihren Fersen über den Fußsohlen Ihres Partners ankommen. Senken Sie Ihre Fersen, und stellen Sie sich in die Fußsohlen des Partners (→ Foto Seite 53).

Bleiben Sie so für eine Weile stehen; fragen Sie Ihren Partner, ob er mehr Gewicht wünscht, ob es bereits ausreicht, ob Sie noch auf seinen Füßen stehen bleiben sollen. Diese Technik kann ein schöner Abschluß dieses Teils Ihrer Behandlung sein.

Technik für die Fußsohlen:

Der Behandler steht mit den Fersen in den Fußsohlen des Partners; die Fußrücken des Partners müssen dafür ganz dem Boden anliegen.

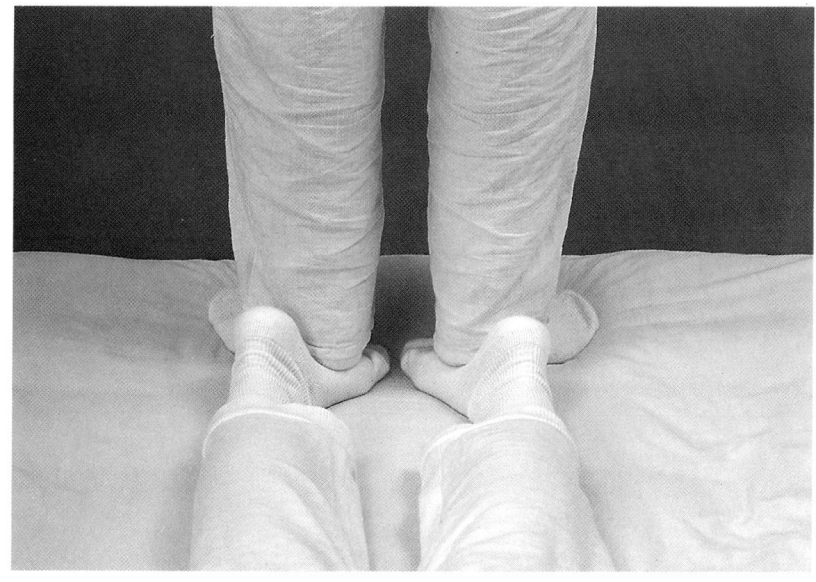

Sie haben einfache Grundtechniken für die Behandlung der gesamten Rückseite des Körpers kennengelernt. Diese Techniken können Sie durch zahlreiche, andere Techniken erweitern, die Sie während Ihrer Behandlung selbst herausfinden werden. Einige davon sind auf den Fotos auf den Seiten 54 und 55 dargestellt.

**Variationen
für die Rücken-
behandlung:**
Durch die gekreuz-
ten Arme – die
linke Hand liegt
auf dem Kreuzbein
des Partners, die
rechte unterhalb
seines Schulter-
blatts – wird der
Rücken gestreckt
(oben).
Beide Hände
liegen auf dem
Kreuzbein des
Partners; durch das
Anlehnen – vor
allem mit den
Handballen –
werden die unte-
ren Rückenmuskeln
und die Gesäß-
muskulatur leicht
zusammengedrückt
(unten).

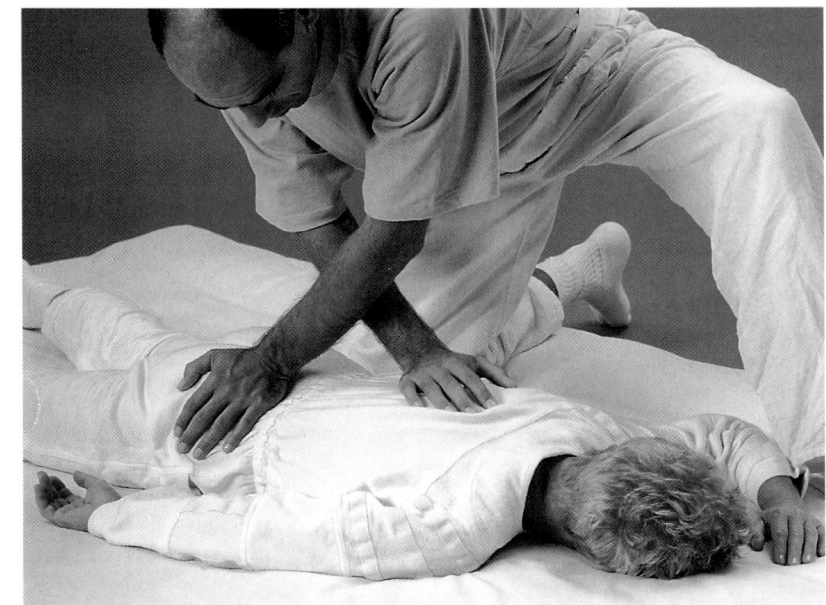

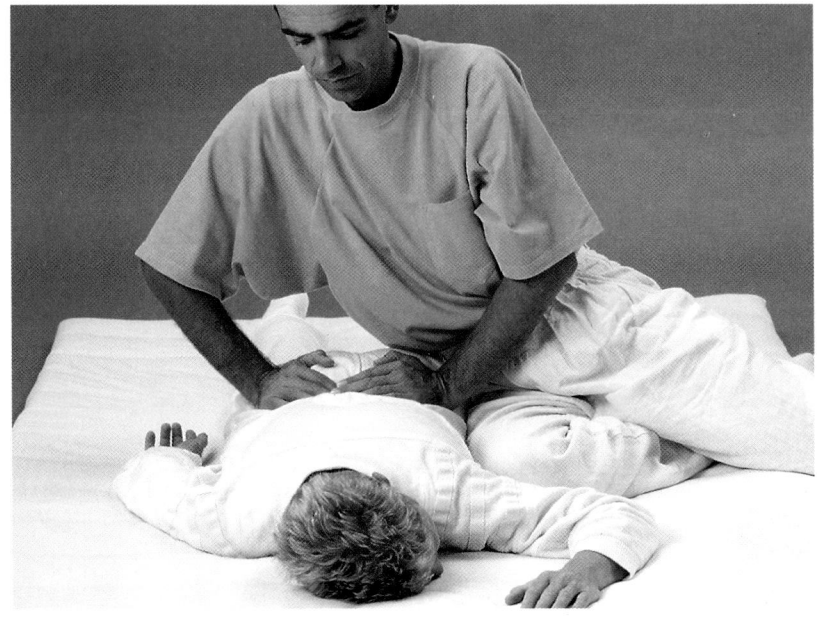

54

Variationen für die Rückenbehandlung:
Auch mit dem Ellbogen läßt sich gezielt Druck ausüben – vergleichbar dem Daumen- oder Fingerdruck; dabei ist es wichtig, den Partner zu fragen, ob ihm der Druck angenehm ist (oben).
Beide Hände liegen auf dem Kreuzbein des Partners; der Behandler lehnt sich kräftig in Richtung Gesäß. Dadurch wird der untere Rücken gestreckt (unten).

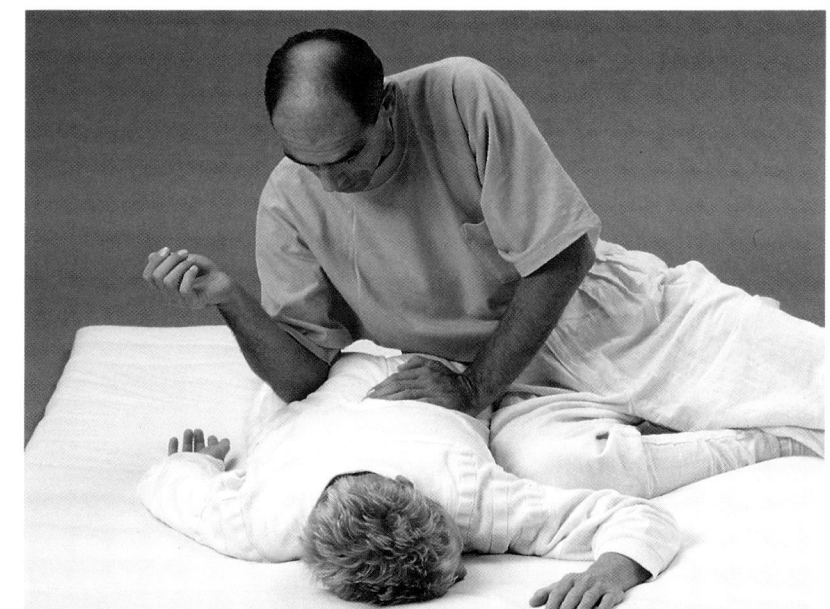

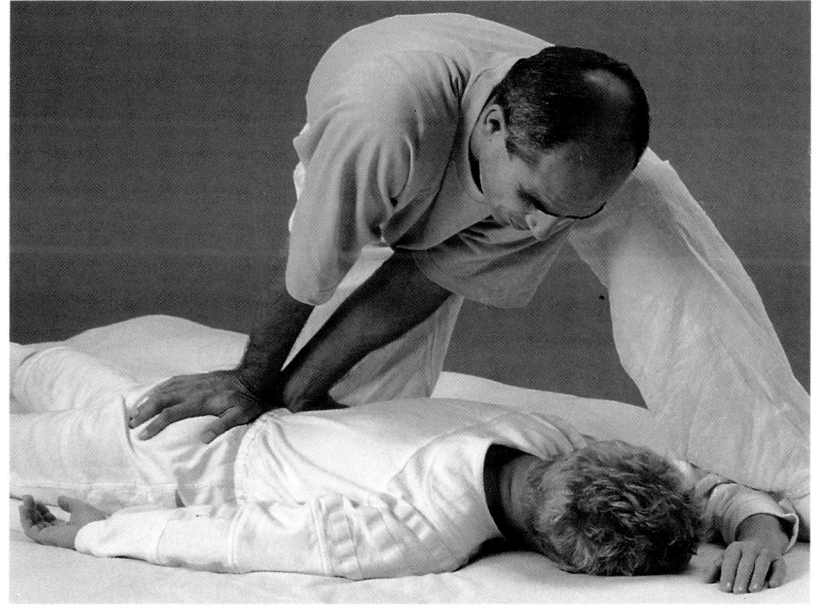

55

Shiatsu in der Seitenlage

Um die Behandlung fortzusetzen, bitten Sie Ihren Partner, sich auf die linke Seite zu legen. Auf welche Seite sich Ihr Partner legt, spielt eigentlich keine Rolle. Um Ihnen für die folgende Behandlung klare Anleitungen geben zu können, sollte er sich jedoch zuerst auf die linke Seite drehen.

Stabile »Lagerung« des Partners
Schieben Sie Ihrem Partner als erstes ein passendes Kissen unter den Kopf. Es soll den Kopf so abstützen, daß die Halswirbel mit den Brustwirbeln eine gerade Linie bilden. Das linke Bein Ihres Partners ist gestreckt, sein rechtes Bein rechtwinklig gebeugt. Diese Stellung der Beine stabilisiert die Lage Ihres Partners. Sie können zusätzlich ein großes, festes Kissen unter das gebeugte Knie legen, um das Bein abzustützen. Achten Sie auch darauf, wie die linke Schulter Ihres Partners am Boden liegt. Sie sollte etwas nach vorne geschoben sein, wobei der linke Arm gerade nach vorne weist. Die rechte Schulter fällt etwas nach hinten, der rechte Arm fällt vor dem Körper locker zum Boden.

Das richtige »Betten« Ihres Partners ist wichtig, damit Sie sich ungestört auf Ihr Shiatsu konzentrieren können, ohne immer wieder die Lage Ihres Partners korrigieren zu müssen.

In der folgenden Behandlung arbeiten Sie vor allem am Gallenblasen-Meridian (→ Tabelle Seite 20 und 21). Im Kopf- und Schulterbereich berühren Sie zudem den Blasen- und Dreifacher-Erwärmer-Meridian (→ Tabelle Seite 20 und 21); auf der Innenseite der Beine arbeiten Sie am Milz-, Leber- und Nieren-Meridian (→ Tabelle Seite 20 und 21).

Behandlung der rechten Körperseite

Setzen Sie sich, um die Behandlung zu beginnen, im Fersensitz dicht an den Rücken Ihres Partners, mit Blick zu seinem Kopf – Ihr Partner liegt also rechts von Ihnen.

Erst entspannen
Werden Sie innerlich klar, ruhig und leer; atmen Sie einige Male tief ein und aus. Diese innere Sammlung und Entspannung können Sie mit einer auch für Ihren Partner sehr wohltuenden Technik verbinden. Schieben Sie Ihren rechten Arm unter dem rechten Arm Ihres Partners

Schulterdehnung:
Der Behandler
hält sich mit den
Händen an der
rechten Schulter
des Partners fest;
indem er sich
mit dem Ober-
körper nach hinten
lehnt, dehnt er
die Schulter des
Partners.

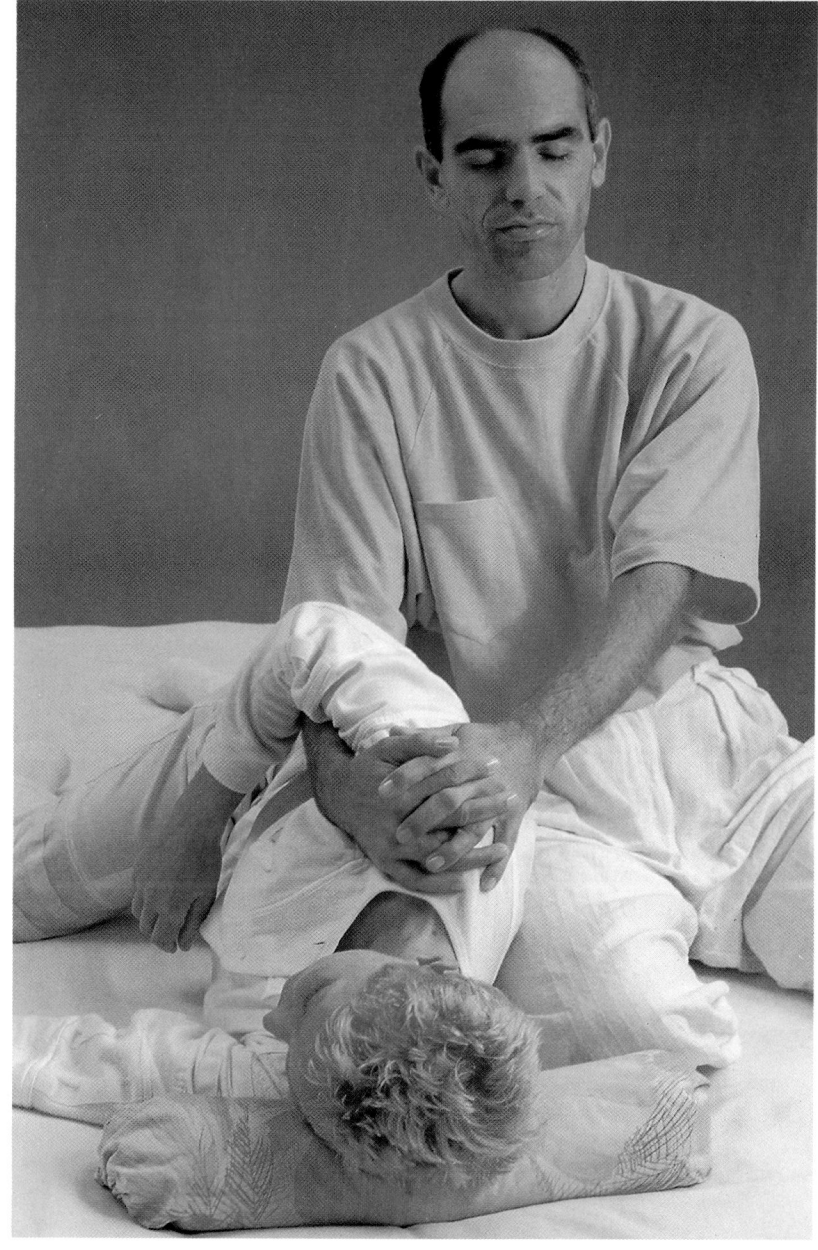

hindurch und legen Ihre rechte Hand von vorne auf seine rechte Schulter; der Ellbogen Ihres Partners ruht in Ihrem Ellbogen, sein rechter Unterarm fällt locker nach vorne. Bringen Sie Ihre linke Hand von hinten auf die rechte Schulter Ihres Partners, und verschränken Sie Ihre Finger. Lassen Sie schließlich Ihren Oberkörper langsam nach hinten sinken, bis Ihre Arme gestreckt sind (→ Foto Seite 57). Während Sie sich gewissermaßen an der Schulter Ihres Partners einhängen, lehnen Sie sich mit Ihrem ganzen Gewicht nach hinten. Bleiben Sie eine Weile in dieser Stellung, »hängen« Sie sich an Ihren Partner.

Mit dem ganzen Gewicht anlehnen

Wenn er einatmet, geben Sie etwas nach, mit seinem Ausatmen lehnen Sie sich wieder nach hinten. Wenn Sie den Kopf heben und nach oben schauen, können Sie mit mehr Gewicht dehnen – falls Ihr Partner dies wünscht. Während Sie in dieser Dehnung auch Ihren eigenen Rücken entspannen, können Sie sich ausruhen und innerlich neu sammeln. Bei all dem tun Sie so gut wie nichts. Dennoch dehnen Sie auf eine ruhige, kräftige und sehr wirkungsvolle Weise die rechte Schulter Ihres Partners.

Kurze Behandlung des Kopfes und des Nackens
Als nächstes können Sie eine kurze Behandlung des Kopfes und des Nackens durchführen.
Sie sitzen nach wie vor im Fersensitz dicht am Rücken Ihres Partners. Ihre rechte Hand liegt als Mutterhand auf seiner rechten Schulter, während Sie Ihre linke Hand auf seine rechte Kopfseite legen; Ihr Daumen berührt den vorderen Haaransatz (→ linkes Foto Seite 59). Beugen Sie Ihren Oberkörper dabei leicht nach vorne, um nicht zu drücken, sondern sich auch hier anlehnen zu können.
Wandern Sie mit Ihren Fingerspitzen langsam um das rechte Ohr Ihres Partners zu seinem Nacken, bis Sie die Unterkante seines Schädelknochens fühlen. An dieser Stelle können Sie den Punkt Gallenblase 20 finden (→ auch Seite 17).
Bringen Sie Ihren linken Daumen auf diese Stelle; Ihre Finger greifen unter den Nacken (→ rechtes Foto Seite 59).
Umfassen Sie anschließend den Nacken Ihres Partners mit Ihrer ganzen Hand, und wärmen Sie ihn, indem Sie einige Male abwärts massieren. Mit Ihrem linken Daumen arbeiten Sie dann vom Punkt Gallenblase 20

Behandlung des Kopfes:
Der Behandler wandert mit den Fingerspitzen der linken Hand langsam um das rechte Ohr des Partners (links). Behandlung des Punktes Gallenblase 20 (→ Seite 17) mit dem linken Daumen; die Finger der linken Hand greifen unter den Nacken (rechts).

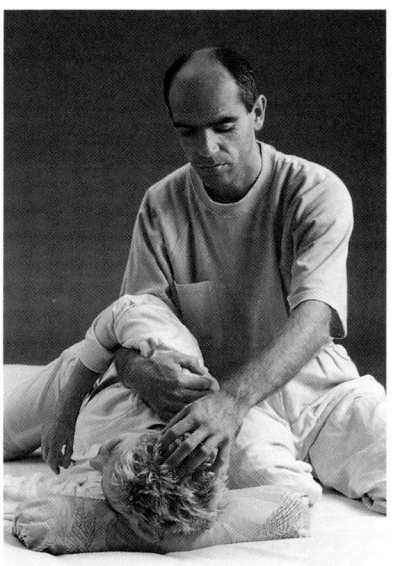 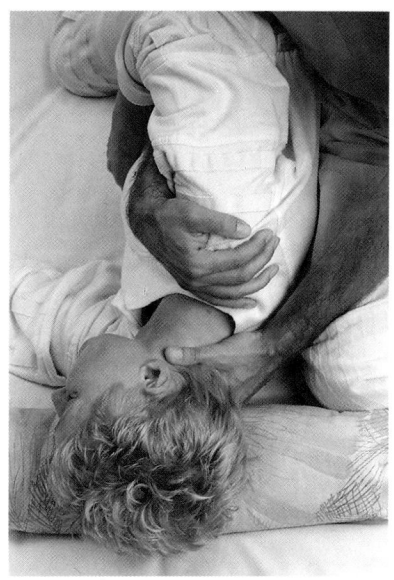

abwärts bis zum Ansatz der Schultermuskulatur. Lehnen Sie sich dabei stets mit Ihrer eigenen Ausatmung an. Wiederholen Sie diesen Ablauf mehrere Male – ganz in Ruhe, in bedächtig kleinen Schritten.

Kreisen der rechten Schulter
Sie wissen sicher, wie lösend und belebend es ist, wenn Sie nach längerem Sitzen Ihre Schultern bewegen und kreisen lassen. Diese »Wohltat« können Sie im Anschluß an die kurze Kopf- und Nacken-Behandlung Ihrem Partner zukommen lassen. Er kann dabei völlig passiv bleiben; so wird er das Schulter-Kreisen auch mehr genießen können.

Wohltat für die Schulter

Sie sitzen noch immer im Fersensitz dicht am Rücken Ihres Partners. Nehmen Sie Ihre linke Hand vom Kopf Ihres Partners, und umfassen Sie wieder mit beiden Händen seine rechte Schulter, sein rechter Arm liegt in Ihrem rechten Ellbogen.

59

Das »Tigermaul«:
Der Behandler lehnt
sich mit beiden
Händen auf die
rechte Seite des
Brustkorbs seines
Partners.

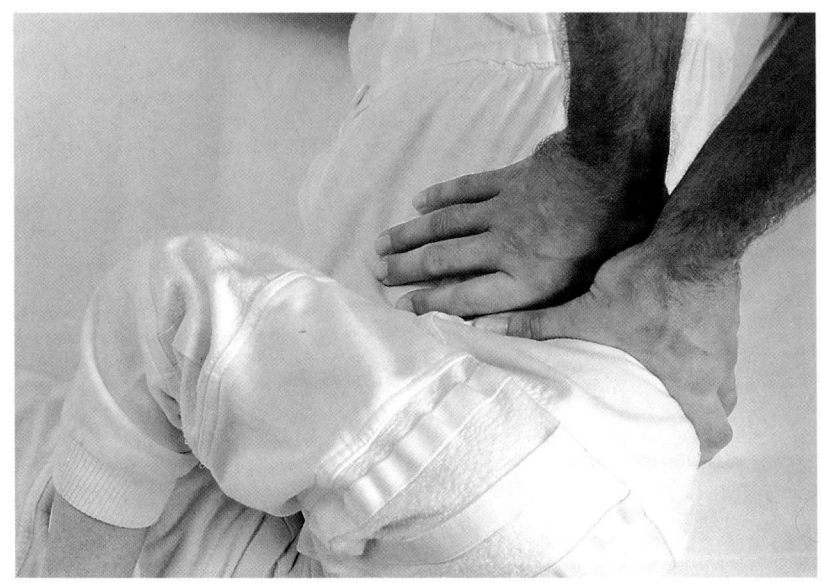

Lassen Sie jetzt Ihren Oberkörper kreisen, und bewegen Sie dabei
die Schulter Ihres Partners mit. Ihre Arme bleiben dabei möglichst
gestreckt.
Beenden Sie nach einer Weile diesen Teil der Behandlung, indem Sie
sich nach hinten lehnen und so die rechte Schulter Ihres Partners noch
einmal kräftig dehnen.

Behandlung der rechten Oberkörperseite
Nehmen Sie Ihre Hände von der rechten Schulter Ihres Partners und
legen seinen rechten Arm locker vor seinen Oberkörper. Die rechte

Das »Tigermaul«

Seite seines Oberkörpers ist jetzt bereit für das »Tigermaul«.
Kommen Sie aus dem Fersensitz auf die Knie, stellen Sie den linken Fuß
auf, und richten Sie Ihren Oberkörper gerade. Umfassen Sie mit beiden
Händen die rechte Seite des Brustkorbs Ihres Partners – die Finger Ihrer
rechten Hand liegen auf der Vorderseite des Brustkorbs, die Finger Ihrer

60

**Behandlung
der rechten
Oberkörperseite:**
Der Behandler
arbeitet Rippe für
Rippe mit Hilfe
des »Tigermauls«
bis zum Hüft-
knochen (links).
Der Behandler
steigt über den
Partner hinweg,
um auf seine
Körpervorderseite
zu gelangen und
das rechte Bein
zu behandeln
(rechts).

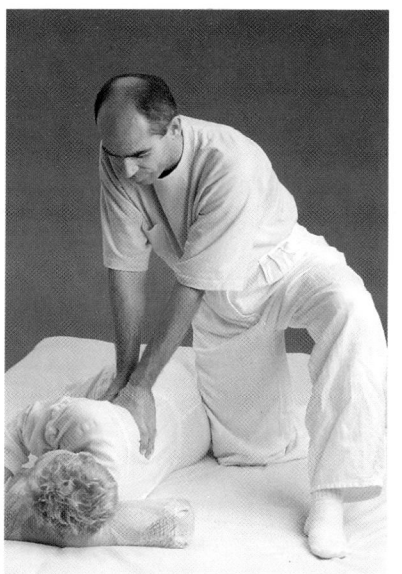 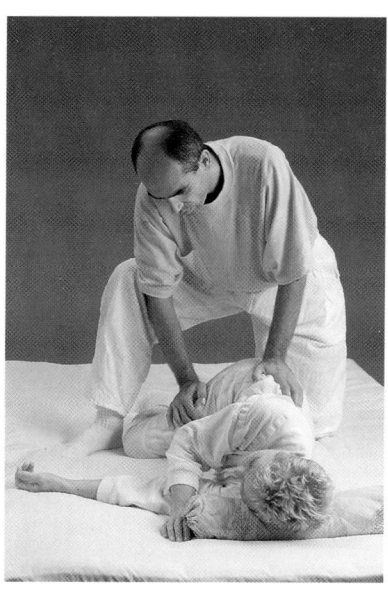

*Mit der
Ausatmung
anlehnen*

linken Hand auf dessen Rückseite (⟶ Foto Seite 60). Setzen Sie das
»geöffnete Tigermaul«, das Sie mit Ihren Händen bilden, etwas unterhalb der Achselhöhle Ihres Partners an, und lehnen Sie sich mit seiner
Ausatmung an. Während er einatmet, nehmen Sie den Druck etwas
zurück. Wandern Sie in dieser Weise weiter, wobei Sie sich Rippe für
Rippe vornehmen, bis Sie zum Hüftknochen kommen (⟶ linkes Foto
oben).

Behandlung des rechten Beins
Nachdem Sie am rechten Hüftknochen angelangt sind, steigen Sie
über Ihren Partner hinweg, um an seine Körpervorderseite zu kommen
(⟶ rechtes Foto oben).
Auf die Vorderseite gelangt, gehen Sie wieder in Krabbel-Position. Ihre
linke Hand bleibt als Mutterhand auf dem rechten Hüftgelenk Ihres
Partners. Mit Ihrer rechten Hand als Kindhand behandeln Sie seinen

Behandlung des rechten Unterschenkels mit der linken Hand; die rechte Hand liegt als Mutterhand auf dem Ansatz der Wade (links).
Behandlung des linken Beins mit der rechten Hand vom Unterschenkel bis zum Oberschenkel; die linke Hand liegt auf der linken Ferseninnenseite des Partners (rechts).

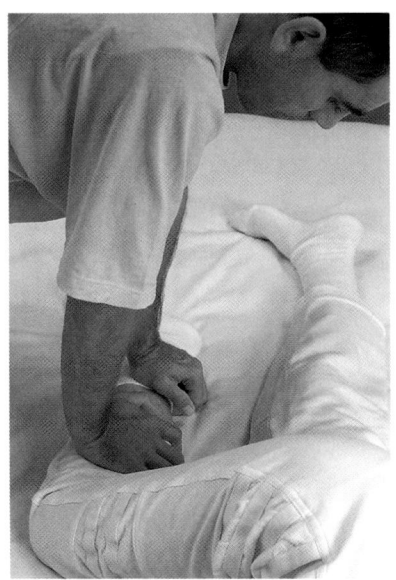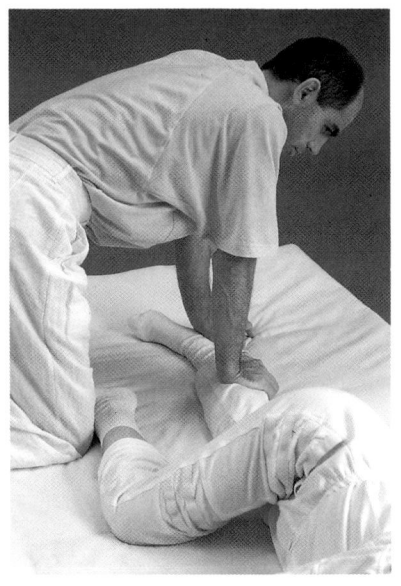

rechten Oberschenkel bis zum Knie. Lehnen Sie sich Handbreit für Handbreit mit Ihrer flachen, rechten Hand auf den Oberschenkel. Vergessen Sie dabei aber nicht Ihre Mutterhand, die in der Behandlung stets »gegenwärtig« sein sollte.

Wichtig:
Die Mutterhand

Wenn Sie den rechten Oberschenkel einige Male von der Hüfte bis zum Knie behandelt haben, tauschen Mutter- und Kindhand ihre Aufgaben. Legen Sie Ihre rechte Hand als Mutterhand auf den Ansatz des Schienbeins Ihres Partners, Ihre linke Hand behandelt als Kindhand seinen rechten Unterschenkel bis zum Fuß (→ linkes Foto oben).

Behandlung des linken Beins
Setzen Sie Ihre Behandlung auf der Innenseite des linken Beins Ihres Partners fort. Sie sind noch immer in der Krabbel-Position. Die linke Fußsohle Ihres Partners, die leicht nach oben weist, bietet einen idealen Platz für Ihre linke Hand. Lassen Sie sie dort als Mutterhand ruhen,

während Ihre rechte Hand als Kindhand Handbreit für Handbreit auf der Innenseite des linken Unterschenkels aufwärts arbeitet bis zum linken Oberschenkel (→ rechtes Foto Seite 62).

Behandlung der linken Körperseite

Nachdem Sie die rechte Körperseite Ihres Partners behandelt haben, bitten Sie ihn, sich auf die rechte Seite zu legen. Seien Sie Ihm dabei wieder behilflich: Bringen Sie das Kopfkissen und die Stütze für das angewinkelte, linke Bein in die richtige Lage, so daß Ihr Partner bequem und »stabil« liegt.

Mit der Schulterdehnung beginnen

Setzen Sie sich wieder im Fersensitz dicht an den Rücken des Partners, und behandeln Sie die linke Körperseite. Beginnen Sie wieder mit der Schulterdehnung, indem Sie Ihre Hände auf die linke Schulter Ihres Partners legen und sich entspannt zurücklehnen.

Schließen Sie die kurze Kopf- und Nackenbehandlung an – wandern Sie mit Ihren Fingerspitzen um das linke Ohr Ihres Partners, massieren seinen Nacken und drücken schließlich mit dem Daumen vom Punkt Gallenblase 20 (→ auch Seite 17) abwärts bis zum Schulteransatz.

Es folgt die Behandlung der linken Oberkörperseite mit Hilfe des »Tigermauls« – behandeln Sie die linke Oberkörperseite Rippe für Rippe. Nachdem Sie über Ihren Partner gestiegen und an seine Vorderseite gekommen sind, behandeln Sie die Außenseite des linken und die Innenseite des rechten Beins.

Zum Abschluß – Hände unbewegt ruhen lassen

Schließen Sie die Behandlung der rechten und linken Körperseite Ihres Partners ab, indem Sie Ihre Hände noch eine Weile auf der Stelle ruhen lassen, die Sie zuletzt behandelt haben. Nehmen Sie Ihre Hände schließlich weg und beenden die Behandlung (→ Seite 89). Wenn Sie aber merken, daß Ihr Partner noch offen und bereit ist für eine weitere Behandlung und auch Sie selbst noch nicht erschöpft sind, können Sie die Behandlung auf der Körpervorderseite fortsetzen. Bedenken Sie aber bitte das übliche Maß von etwa einer Stunde, das Sie nicht überschreiten sollten.

Shiatsu für die Körpervorderseite

Bitten Sie Ihren Partner, sich auf den Rücken zu drehen. Sie können ihn aber auch aus der Seitenlage auf den Rücken rollen, indem Sie sein angewinkeltes, linkes Bein langsam anheben – von einem bestimmten Punkt an wird Ihr Partner von selbst weiterrollen und in die Rückenlage kommen. Strecken Sie schließlich das angewinkelte Bein, und legen Sie die Arme locker neben den Körper Ihres Partners.

Einfühlen am Hara

Wenn Sie nach einiger Zeit mehr Erfahrung im Behandeln gewonnen haben und zwischen Ihrem Partner und Ihnen ein offenes, vertrautes Verhältnis besteht, können Sie die Behandlung der Körpervorderseite Ihres Partners beginnen, indem Sie sich zunächst an seinem Hara einfühlen (→ Seite 33). Wenn Sie sich allerdings in Ihrem Können noch nicht sicher oder mit Ihrem Partner noch nicht vertraut genug sind, können Sie die Behandlung der Körpervorderseite zum Beispiel auch an den Füßen beginnen.

Setzen Sie sich am besten in den Fersensitz, mit Blick zum Kopf Ihres Partners, der zu Ihrer Rechten liegt. Schieben Sie Ihre linke Hand etwa auf Höhe des Bauchnabels langsam unter den Rücken Ihres Partners.

Vorsichtig und ohne Verkrampfung

Wenn Sie dort guten Kontakt fühlen, bringen Sie Ihre rechte Hand vorsichtig, unverkrampft und in natürlicher Weise auf seinen Bauch – lassen Sie sie ankommen, tun Sie selbst gar nichts. Haben Sie das Gefühl, daß Ihre Hand sich gut anpassen kann und vom Hara Ihres Partners angenommen wird? Wenn dies der Fall ist, lassen Sie sie an der Stelle liegen, fühlen Sie sich ein. Anderenfalls verschieben Sie ohne Druck Ihre Hand ein wenig zur Seite, nach oben oder nach unten, ohne sie jedoch vom Hara zu lösen. Probieren Sie verschiedene Positionen aus, bis Ihre Hand die richtige Stelle gefunden hat. Wie fühlt sich das Hara dort an? Was sagt es Ihnen über die Energie Ihres Partners?

Die Energie spüren

Bringen Sie jetzt auch Ihre linke Hand, die unter dem Rücken Ihres Partners lag, auf das Hara. Die rechte Hand liegt unterhalb des Bauchnabels, die linke oberhalb. Lassen Sie Ihre beiden Hände zunächst

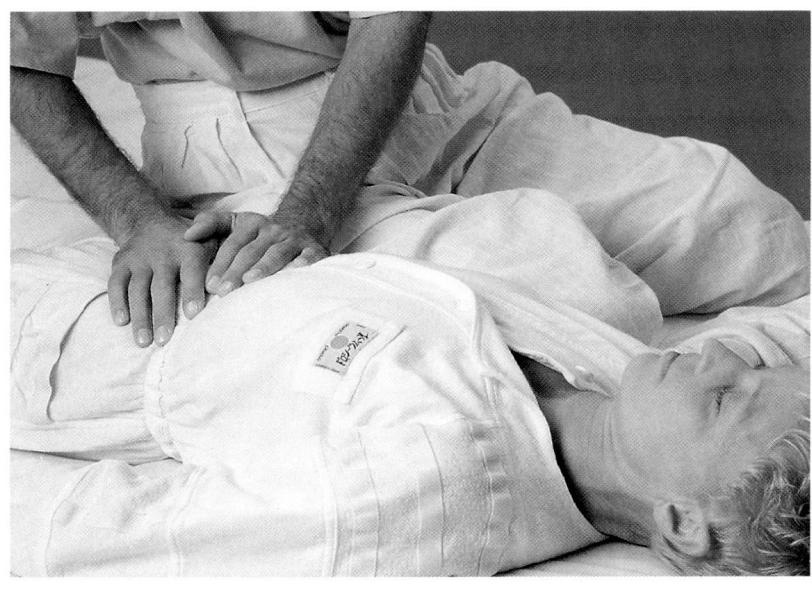

Der Behandler fühlt sich am Hara des Partners ein:
Ein ausgeglichenes Hara ist im unteren Bereich kräftig, im oberen Bereich eher zart.

Kräftig und voll Spannkraft?

wieder ihren Platz finden, um mit der Mitte Ihres Partners in Berührung zu kommen (→ Foto oben).

Lehnen Sie sich ein wenig an, lassen Sie sich vom Hara und von seiner Bewegung tragen – beobachten Sie, hören Sie zu, lauschen Sie. Ein ausgeglichenes Hara fühlt sich im unteren Bereich in der Regel kräftig und rund an – dies ist der Yang-Bereich des Haras. Der obere Bereich hingegen wirkt zart und durchsichtig, dennoch voller Spannkraft – dies ist der Yin-Bereich.

Wenn Sie sich am Hara Ihres Partners eingefunden haben und auch selbst innerlich ruhig geworden sind, können Sie mit der Behandlung der Körpervorderseite beginnen. Dafür bieten sich die Beine und Füße Ihres Partners an. Die Beine tragen gewissermaßen das Hara; sie sind seine Wurzeln, die es – unsere persönliche, kleine Erde – mit der universellen, großen Erde, auf der wir leben, verbinden. Erinnern Sie sich, welche Art von Energie die gesamte Vorderseite unseres Körpers durch-

Behandlung des rechten Beins:
Die linke Hand liegt auf der rechten Hüfte des Partners, die rechte Hand bearbeitet den Oberschenkel.

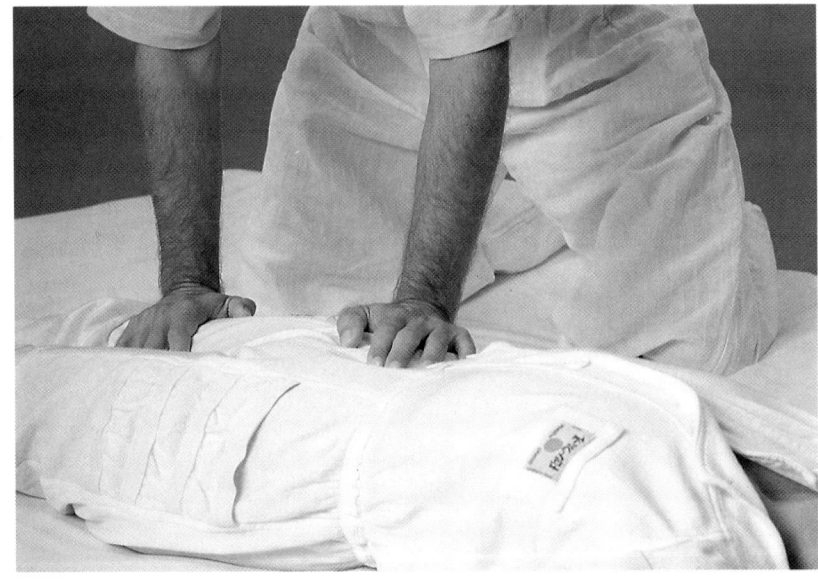

fließt, uns hungrig und neugierig macht und uns kraftvoll ein Ziel verfolgen läßt? Es ist die Energie des Magen-Meridians, der auch die Vorderseite der Beine durchströmt (→ Seite 12).

Behandlung der Beine und Füße

Legen Sie Ihre linke Hand als Mutterhand von außen auf das rechte Hüftgelenk oder etwas unterhalb davon. Gehen Sie in die Krabbel-Position, und behandeln Sie zuerst die rechte Beinvorderseite auf dieselbe Weise, wie Sie es in der Behandlung der Beinrückseite gelernt haben. Lehnen Sie sich mit Ihrer rechten Hand als Kindhand an, und wandern Sie Handbreit für Handbreit über den Oberschenkel und Unterschenkel in Richtung des rechten Fußes Ihres Partners (→ Foto oben).

In der Krabbel-Position

66

Dehntechnik für das Bein:
Die rechte Hand umfaßt die rechte Ferse des Partners, die linke Hand liegt auf dem angewinkelten Knie.

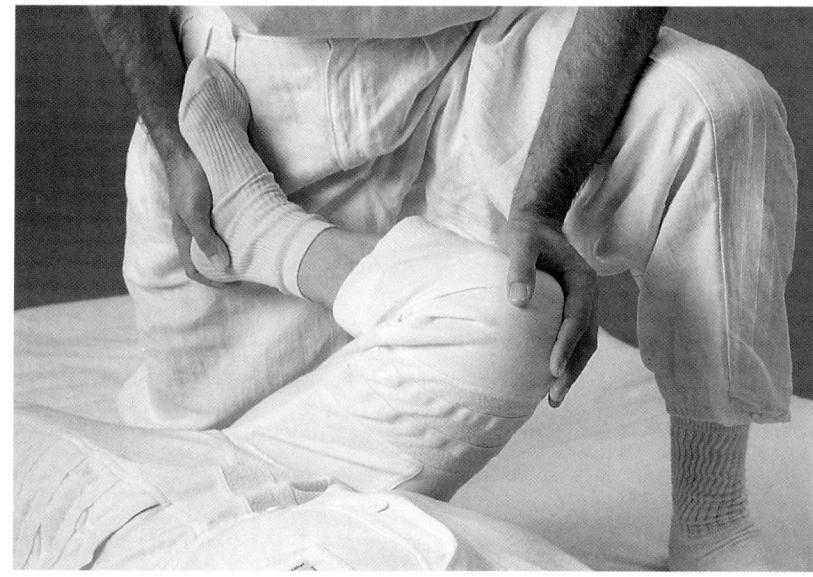

Dehnung des rechten Beins
Als Übergang vom rechten Unterschenkel zum rechten Fuß können Sie wieder eine wohltuende Dehnung in die Behandlung einbauen: Greifen Sie mit Ihrer rechten Hand von innen um die rechte Ferse Ihres Partners. Nehmen Sie Ihre linke Hand von seiner rechten Hüfte und legen sie unter seine rechte Kniekehle. Während Sie Ihren linken Fuß aufstellen, heben Sie das Bein Ihres Partners mit beiden Händen an und lehnen seinen Unterschenkel an Ihr eigenes Hara.

Legen Sie jetzt Ihre linke Hand auf das angewinkelte Knie, und lehnen Sie sich mit dem angewinkelten Bein in Richtung der rechten Schulter

Kräftig anlehnen   Ihres Partners (→ Foto oben). Fragen Sie ihn, wie weit Sie sich nach vorne lehnen sollen – möglicherweise benötigen Sie Ihr ganzes Körpergewicht. Anschließend legen Sie das Bein wieder gerade auf den Boden.

Zeit lassen!

Behandlung des rechten Fußes
Gehen Sie zur Fuß-Behandlung über. Nehmen Sie sich für diese Behandlung und jeden ihrer Schritte genügend Zeit. Fragen Sie Ihren Partner auch immer wieder, wie Ihre Bemühungen bei ihm wirken. Eine Fuß-Behandlung ist immer eine Wohltat und sollte stets Bestandteil einer Shiatsu-Behandlung sein. Wann kümmern wir uns auch schon um unsere Füße? Nehmen wir sie überhaupt wahr? Sie liegen so weit entfernt von unserem Kopf, von unserem Bewußtsein, daß wir sie nur zu oft vernachlässigen.

Durch eine Fuß-Behandlung können Sie Ihren Partner unter Umständen seiner ihm unbekannten, unbewußten Seite näherbringen. Die meisten Menschen fühlen sich bei einer Berührung der Füße sehr wohl und erleben einen tiefen Entspannungszustand. Berücksichtigen Sie aber daß es auch Menschen gibt, die bei einer Berührung der Füße äußerst empfindlich reagieren oder eine Behandlung völlig ablehnen.

Setzen Sie sich in einer für Sie bequemen Haltung Ihrem Partner zu Füßen, so daß Sie ihn ansehen können. Umfassen Sie mit einer Hand – ob rechte oder linke Hand, spielt keine Rolle – seine rechte Ferse, die andere Hand bringen Sie an den rechten Fußballen.

Während Sie seine Ferse mit Ihrer Hand halten und sie vielleicht auch etwas zu sich ziehen, lehnen Sie sich mit der anderen Hand mit Ihrem ganzen Körpergewicht gegen den Fußballen (→ linkes Foto Seite 69). Nur wenn Sie sich wirklich anlehnen, wird diese Dehnung für Ihren Partner spürbar sein. Fragen Sie ihn, wie er diese Dehnung der Achillessehne empfindet.

Dehnen und kreisen lassen

Nehmen Sie anschließend die Hand vom Fußballen und legen sie auf den Fußrücken. Lehnen Sie sich jetzt zurück, während Sie sich an der Ferse festhalten. Dadurch dehnen Sie die Oberseite des Fußes und öffnen das Sprunggelenk.

Als nächstes lassen Sie den Fuß kreisen, zuerst einige Male in der einen, dann in der anderen Richtung. Auch diese Drehungen sollten nicht aus Ihren Händen, sondern aus Ihrem Hara kommen. Versuchen Sie, sie mit Ihrem Oberkörper zu unterstützen, indem Sie ihn »mitkreisen« lassen.

Dehnung des Fußgelenks:
Der Behandler lehnt sich mit der linken Hand gegen den Fußballen des Partners, die rechte Hand umfaßt die Ferse (links).

Behandlung des rechten Fußes:
Der Behandler drückt mit beiden Daumen in die Zwischenräume der Fußknochen (rechts).

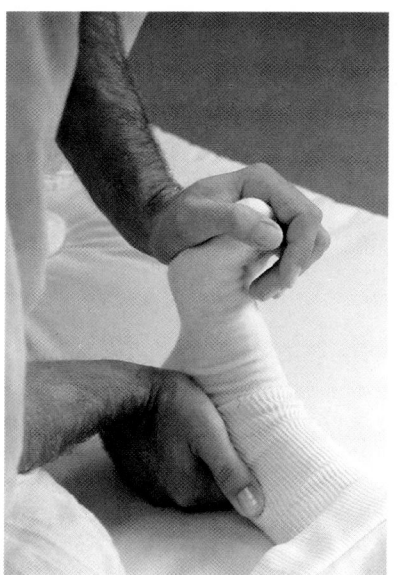 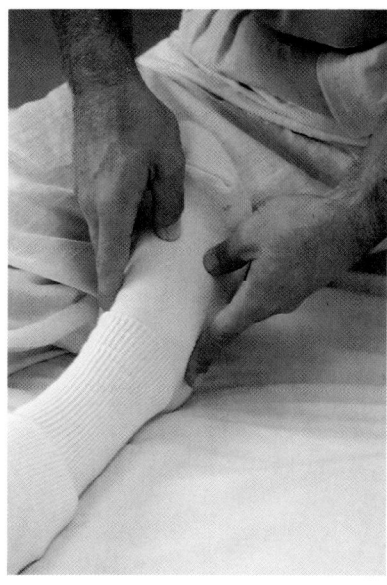

Legen Sie den Fuß schließlich wieder auf den Boden und umfassen ihn mit beiden Händen – Ihre Finger liegen auf der Fußsohle, Ihre Daumen auf dem Fußrücken. »Öffnen« Sie den Fuß, indem Sie mit Hilfe der Daumenballen und der Daumen den Fußrücken auseinander ziehen. Nach dieser Dehnung können Sie den Fußrücken gut mit Ihren Daumen behandeln: Lassen Sie sie, gestützt durch Ihre Finger, in den länglichen Zwischenräumen der Fußknochen einige Male auf und ab wandern (→ rechtes Foto oben).

Zum Abschluß der Fuß-Behandlung legen Sie wieder eine Hand auf den Fußrücken. Mit der anderen Hand bilden Sie eine Faust und rollen mit dem Handrücken die Fußsohle ab – von den Zehen zur Ferse.

Mehrmals wiederholen

Wiederholen Sie auch dies einige Male.

Wenn Sie die Fantasie und die Lust dazu haben, erfinden Sie sich selbst noch weitere Techniken: Ziehen Sie leicht an den einzelnen

69

Zehen, drehen Sie jeden Zeh zwischen Daumen und Zeigefinger etwas hin und her – verwöhnen Sie den Fuß Ihres Partners!
Umfassen Sie anschließend mit Ihren Händen die beiden großen Zehen Ihres Partners und lehnen Sie sich vorsichtig zurück. Schütteln Sie dann ganz sachte die Beine von den Zehen her aus.

Dehnung beider Beine
Um zurück zum Hara Ihres Partners zu gelangen, wenden Sie wieder eine Dehn-Technik an.
Stellen Sie sich hin, und legen Sie Ihre Hände unter die Kniekehlen Ihres Partners – die Handinnenflächen weisen nach oben. Heben Sie jetzt beide Knie an, und winkeln Sie die Beine nach oben. Gehen Sie in kleinen Schritten näher zum Gesäß Ihres Partners, damit Sie sich mit Ihren Händen von oben auf die Knie Ihres Partners in Richtung seiner Schultern lehnen können.

Von oben anlehnen

Bleiben Sie in dieser Stellung eine Weile. Danach nehmen Sie Ihren Oberkörper wieder zurück, lösen die Stellung und wandern auf den Knien zur linken Körperseite Ihres Partners. Strecken Sie die Beine des Partners schließlich vorsichtig wieder zum Boden.

Behandlung des linken Beins
Behandeln Sie jetzt das linke Bein Ihres Partners.
Knien Sie in der Krabbel-Position vor dem linken Oberschenkel Ihres Partners. Legen Sie Ihre rechte Hand als Mutterhand auf sein Hara oder auf sein linkes Hüftgelenk. Ihre linke Hand wandert als Kindhand Handbreit für Handbreit auf dem Oberschenkel und dem Unterschenkel abwärts bis zum linken Fuß.

Handbreit für Handbreit

Um die »Kommunikation« zwischen Ihren beiden Händen aufrecht zu halten, lassen Sie die Mutterhand – Ihre rechte Hand – nachrücken. Legen Sie sie etwas oberhalb des Knies auf den Oberschenkel oder unterhalb des Knies auf den Ansatz des Schienbeins.

Dehnung des linken Beins

Um von der Bein- zur Fuß-Behandlung zu kommen, können Sie wieder die Dehntechnik anwenden, die Sie auch beim rechten Bein als Übergang angewendet haben.

Umfassen Sie mit Ihrer linken Hand von innen die linke Ferse Ihres Partners, Ihre rechte Hand legen Sie unter seine linke Kniekehle. Stellen Sie Ihren rechten Fuß auf, und heben Sie das Bein Ihres Partners an.

In Richtung der linken Schulter

Legen Sie anschließend Ihre rechte Hand auf das angewinkelte Knie, und lehnen Sie sich mit dem Bein in Richtung der linken Schulter Ihres Partners. Bleiben Sie eine Weile in dieser Stellung, um das Bein schließlich wieder gerade auf den Boden zu legen.

Behandlung des linken Fußes

Setzen Sie sich im Fersensitz vor die Füße Ihres Partners. Dehnen Sie den linken Fuß nach hinten und nach vorne; lassen Sie ihn kreisen;

Mit beiden Daumen arbeiten

»öffnen« Sie den Fußrücken mit den Daumenballen, und behandeln Sie mit Ihren Daumen die Zwischenräume der Fußknochen; bilden Sie abschließend mit einer Hand eine Faust und rollen mit dem Handrücken die linke Fußsohle ab.

Um die Bein-Behandlung abzuschließen, legen Sie die Füße Ihres Partners mit den Fußsohlen auf Ihre Knie und legen Ihre Hände auf die Fußrücken.

Bleiben Sie in dieser Position – ganz in Ruhe – eine Weile sitzen; genießen Sie das Zusammensein mit dem Partner (→ Foto Seite 94/95).

Dehnung beider Beine

Kommen Sie wieder zum Hara Ihres Partners, indem Sie wieder die Dehnung beider Beine vollziehen.

Legen Sie Ihre Hände unter die Kniekehlen Ihres Partners und stellen sich hin. Heben Sie die Knie Ihres Partners an, gehen Sie in kleinen Schritten näher zum Gesäß Ihres Partners, und lehnen Sie sich mit Ihren Händen auf die angewinkelten Beine.

Lösen Sie die Stellung wieder und wandern auf den Knien zur rechten Körperseite Ihres Partners. Legen Sie seine Beine schließlich wieder gerade auf den Boden.

Behandlung des Oberkörpers

Sie sitzen im Fersensitz an der rechten Seite Ihres Partners, mit Blick zu seinem Kopf. Die Arme Ihres Partners, der entspannt auf dem Rücken liegt, sind locker ausgestreckt, seine Handinnenflächen weisen nach oben. Wenn Sie möchten, nehmen Sie sich einige Augenblicke Zeit, sich zu sammeln und innerlich zur Ruhe zu kommen.

In wenigen Schritten

Während Ihre rechte Hand als Mutterhand auf dem Hara Ihres Partners liegt, lassen Sie Ihre linke Hand als Kindhand über das Brustbein bis zur linken Schulter Ihres Partners wandern – arbeiten Sie in einer schrägen Linie und in wenigen Schritten. Lassen Sie Ihre Kindhand in der Vertiefung unterhalb von Schultergelenk und Schlüsselbein liegen. Diese Vertiefung ist der Bereich der Punkte Lunge 1 und 2 (→ Tabelle Seite 20 und 21).

Anschließend wandert auch Ihre rechte Hand vom Hara aus zu der gleichen Vertiefung an der rechten Schulter – Ihre Arme sind so überkreuz.

Gehen Sie jetzt in die Krabbel-Position, so daß Sie sich bequem auf die Schultern Ihres Partners lehnen können. Da Ihre Arme überkreuz sind, wird der Druck, den Sie abgeben, eine »öffnende« Wirkung auf den Brustkorb haben. Versuchen Sie dabei, sich in die beste Position zu bringen – machen Sie es sich bequem, experimentieren Sie.

Die beste Position finden

Probieren Sie auch einmal aus, ob Sie sich anders anlehnen können, wenn Sie Ihr linkes Bein über den rechten Arm Ihres Partners aufstellen (→ Foto oben Seite 73). Sie können aber auch beim Krabbeln bleiben. Fragen Sie Ihren Partner, ob er noch mehr Gewicht vertragen kann oder ob ihm der Druck, den Sie ausüben, bereits genug ist.

Wenn sich während des Übens Ihr Rücken verspannt, wenn Ihr Druck beim Partner nicht ankommt, wenn Sie das Gefühl haben, irgendetwas falsch zu machen, besinnen Sie sich wieder auf eine natürliche Krabbel-Position. Unterbrechen Sie die Behandlung für eine Weile, kommen Sie in Ruhe auf alle Viere, entspannen Sie sich, und beginnen Sie auf's neue.

Behandlung des Oberkörpers:
Die Arme sind überkreuz, durch das Anlehnen »öffnet« der Behandler den Brustkorb (oben).

Behandlung des rechten Arms:
Die linke Hand behandelt, während die rechte Hand als Mutterhand auf der rechten Schulter bleibt (unten).

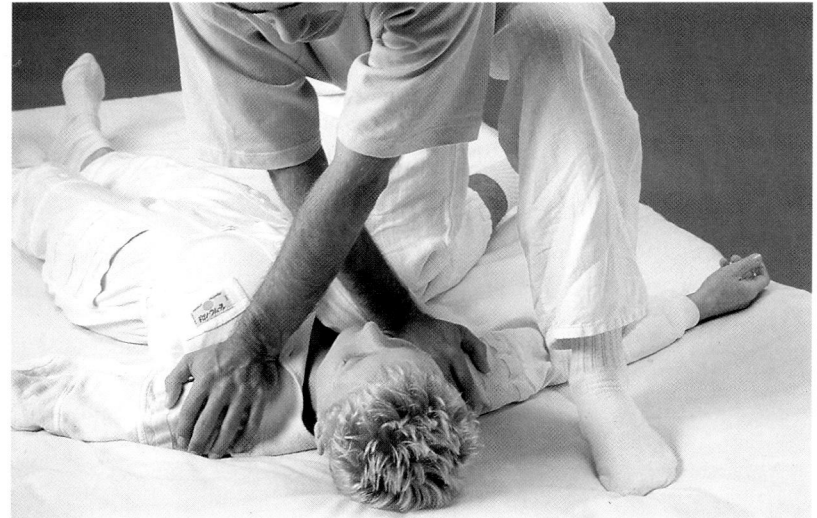

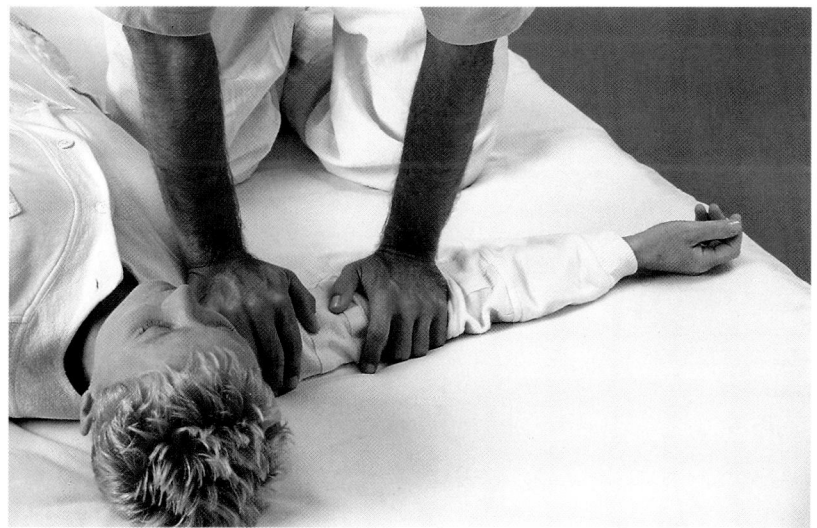

73

Behandlung des rechten Arms

Die öffnende Dehnung des Brustkorbs durch Ihre gekreuzten Arme ist eine wunderschöne Ausgangsposition für die Behandlung der Arme Ihres Partners. Sie brauchen dazu aus der Krabbel-Position heraus nur Ihre linke Hand von der linken Schulter Ihres Partners zu nehmen und sie auf seinen rechten Oberarm zu legen.

Die Innenseite Während Ihre rechte Hand als Mutterhand auf dem Punkt Lunge 1 und 2 bleibt, kann Ihre linke Hand den Arm auf seiner Innenseite behandeln (→ Foto unten Seite 73). Je nachdem, ob Sie sich dabei senkrecht oder schräg von oben anlehnen, arbeiten Sie am Lungen-, am Herz-Kreislauf- oder am Herz-Meridian (→ Tabelle Seite 20 und 21).

Arbeiten Sie mit Ihrer linken Hand Handbreit für Handbreit vom Ansatz der rechten Schulter Ihres Partners über seinen rechten Oberarm zum Unterarm, wechseln Sie die Position und die Funktion Ihrer Hände – ob Mutterhand oder Kindhand – nach Ihrem eigenen Gefühl.

Die Außenseite In der Rückenlage können Sie auch gut die Yang-Meridiane des Unterarms behandeln – den Dickdarm-, den Dreifacher-Erwärmer- und den Dünndarm-Meridian (→ Tabelle Seite 20 und 21) –, die auf seiner Außenseite verlaufen.

Drehen Sie die rechte Handinnenfläche Ihres Partners nach unten, so daß die Außenseite des Unterarms oben liegt, und behandeln Sie den Unterarm, indem Sie sich wieder mit der flachen Hand anlehnen.

Behandlung der rechten Hand

Alle sechs Arm-Meridiane beginnen beziehungsweise enden in den Händen. Im Gegensatz zu unseren Füßen stehen unsere Hände unserem Bewußtsein sehr nahe. Mit ihrer Hilfe setzen wir unsere Vorstellungen in die Tat um, geben wir unseren Ideen eine Form; unsere Hände sind das »Werkzeug«, mit dessen Hilfe wir unseren Alltag gestalten. Eine Behandlung, in der sie zur Ruhe kommen können, wird ihnen deshalb immer guttun.

Legen Sie den rechten Arm Ihres Partners in einen Winkel von 45 Grad zu seinem Körper, und setzen Sie sich bequem vor seine Hand. Nehmen Sie sie mit Ihrer rechten Hand und greifen mit Ihrer linken Hand –

Behandlung des rechten Unterarms:
Der Behandler greift mit der linken Hand kräftig und in wenigen Schritten am Unterarm abwärts (links).

Dehnung der rechten Hand:
Der Behander legt die rechte Hand auf den Handrücken des Partners, die linke Hand hält den Unterarm (rechts).

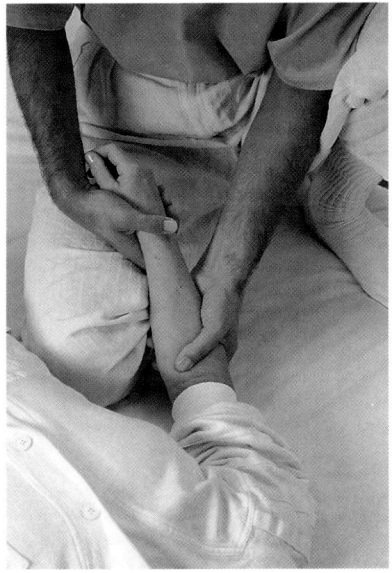 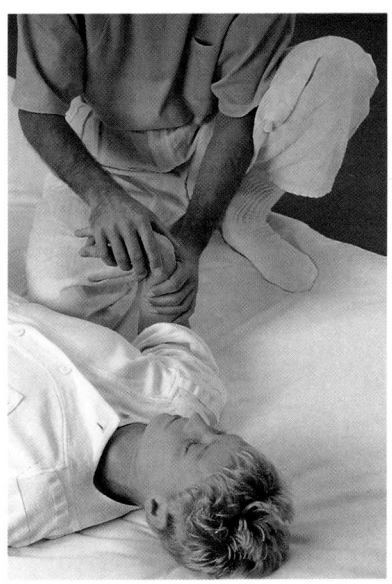

in wenigen Schritten und mit festem Druck, als würden Sie eine Zitrone auspressen – am Unterarm Ihres Partners abwärts (⟶ linkes Foto oben). Wiederholen Sie dies mehrere Male.

Heben Sie anschließend seinen Unterarm senkrecht an, wobei Ellbogen und Oberarm am Boden bleiben. Umfassen Sie mit Ihrer linken Hand das Handgelenk, mit Ihrer rechten Hand nehmen Sie die Hand und lassen sie mehrmals in beide Richtungen kreisen. Nutzen Sie dabei die volle Bewegungsmöglichkeit des Handgelenks aus – nur so wird die Drehung für Ihren Partner wirklich spürbar werden.

Jede Richtung nutzen

Lassen Sie die Hand Ihres Partners nach vorne fallen und legen Ihre rechte Hand auf den Handrücken – so dehnen Sie leicht die Yang-Seite der Hand und das Handgelenk (⟶ rechtes Foto oben). Danach beugen Sie sie nach hinten – so dehnen Sie die Yin-Seite der Hand. In dieser Richtung müssen Sie kräftiger arbeiten, damit eine wirkliche Dehnung zustandekommt.

»Öffnen« Sie danach den Handrücken. Dehnen Sie ihn mit Ihren Daumen und Daumenballen mehrmals auseinander, Ihre Finger liegen an der Handinnenfläche. Behandeln anschließend mit Ihren Daumen die Zwischenräume der Handknochen. Lehnen Sie sich auch hier an, wenn Sie Druck ausüben. Legen Sie den Unterarm wieder auf den Boden. Drehen Sie die Handinnenfläche nach oben, um auch sie zu behandeln – lehnen Sie sich mit Ihren beiden Daumen auf verschiedene Stellen der Handinnenfläche.

Behandlung der Finger

Zum Schluß der Hand-Behandlung ziehen Sie einen Finger nach dem anderen lang. Fassen Sie einen Finger mit Ihrem Daumen und Zeigefinger an der Fingerwurzel, halten mit Ihrer anderen Hand das Handgelenk und lehnen sich leicht zurück. Wandern Sie in kleinen Schritten am Finger nach vorne bis zur Fingerspitze. Vergessen Sie bitte den Daumen nicht.

Dehnung beider Arme nach oben
Um den Behandlungsablauf in Fluß zu halten, vollziehen Sie den folgenden Übergang.
Halten Sie das rechte Handgelenk Ihres Partners in Ihrer rechten Hand, und stellen Sie sich hin. Gehen Sie in kleinen Schritten hinter den Kopf Ihres Partners, und nehmen Sie seinen rechten Arm dabei mit. Holen Sie mit Ihrer linken Hand auch seinen linken Arm zu sich heran. Beide Arme des Partners sind jetzt nach oben gestreckt.

Mit dem ganzen Körpergewicht anlehnen

Umfassen Sie mit Ihren Händen fest die Handgelenke Ihres Partners, setzen Sie sich in den Fersensitz, und lehnen Sie sich mit Ihrem ganzen Körpergewicht nach hinten (→ Foto Seite 77). Halten Sie diese Dehnung für einige Atemzüge. Fragen Sie Ihren Partner, ob ihm diese Dehnung angenehm ist.
Danach legen Sie den bereits behandelten, rechten Arm wieder an die Körperseite Ihres Partners auf den Boden. Den anderen Arm behalten Sie in Ihrer Hand. Stehen Sie auf, gehen mit dem Arm auf die linke Seite des Partners und legen den Arm in einem rechten Winkel zu seinem Körper.

Dehnung der Arme nach oben:
Der Behandler lehnt sich mit dem ganzen Gewicht seines Oberkörpers nach hinten.

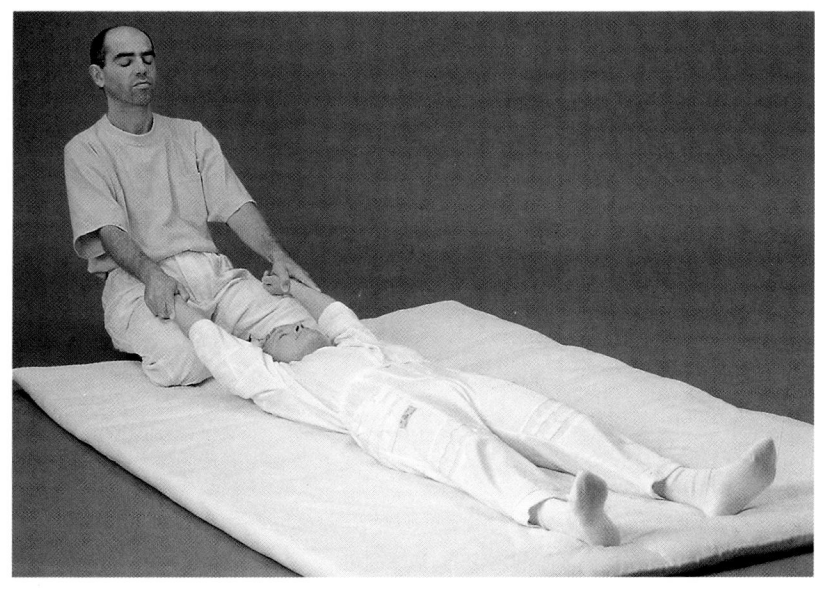

Außenseite und Innenseite

Behandlung des linken Arms und der linken Hand
Gehen Sie in die Krabbel-Position, und legen Sie Ihre linke Hand als Mutterhand auf die linke Schulter Ihres Partners. Ihre rechte Hand behandelt jetzt die Innenseite des linken Arms; lehnen Sie sich auf den Oberarm, dann auf den Unterarm.
Drehen Sie anschließend die linke Handinnenfläche Ihres Partners nach unten, und behandeln Sie auch die Außenseite des Unterarms. Anschließend nehmen Sie sich die Hand vor: Greifen Sie zunächst einige Male kräftig am Unterarm abwärts; stellen Sie den Unterarm senkrecht, um die Hand kreisen zu lassen und sie nach vorne und nach hinten zu dehnen; behandeln Sie anschließend mit Ihren Daumen die Zwischenräume der Handknochen; legen Sie die Hand auf den Boden, behandeln Sie die Handinnenfläche. Zum Schluß ziehen Sie einzeln die Finger lang und bearbeiten mit Daumen und Zeigefinger jeden Finger von der Fingerwurzel zur Fingerspitze.

Shiatsu für Nacken und Kopf

Fast alle Menschen hatten im Laufe ihres Lebens schon einmal Schmerzen im Nackenbereich. Diese Schmerzen können verschiedene Ursachen haben, beispielsweise eine schlechte Körperhaltung, Zugluft am Hals oder eine ruckartige Bewegung des Kopfes, die zu einer Verkrampfung der Nackenmuskeln führt.

Die meisten Beschwerden in diesem Bereich entstehen aber aufgrund seelischer Belastungen. Bekannte Redewendungen weisen auf diese Ursachen hin: Dem einen »sitzt die Angst im Nacken«, ein anderer »hat einen Kloß im Hals«, ein dritter ist »halsstarrig«, aber auch der »Wendehals« ist nicht frei von Belastungen. Wenn wir »hartnäckig« werden, so oft deshalb, um genügend »Panzerung« als Schutz gegen äußere und innere Verletzungen zu haben. Das freie Fließen der Lebensenergie ist unter einer solchen Panzerung jedoch nicht möglich. Die wichtige Brücke zwischen unserem Gehirn und unserem Körper ist blockiert; lebenswichtige Kanäle im Halsbereich – die Speise- und Luftröhre, die Halsschlagader, die Wirbelsäule und das Rückenmark – sind in ihrer Funktion behindert.

Für innere und äußere Beweglichkeit

Von diesen Störungen ist der ganze Mensch betroffen: In dem Maß, in dem die Bewegungsfreiheit des Kopfes und des Nackens eingeschränkt ist, verliert der Mensch auch seine innere Beweglichkeit. Shiatsu kann eine große Hilfe sein, diese Bewegungsfreiheit – sowohl die äußere als auch die innere – wiederzugewinnen und zu erhalten.

In der folgenden Behandlung des Kopf- und Nackenbereichs arbeiten Sie am Blasen-, Gallenblasen-, Dreifacher-Erwärmer-, Dünndarm-, Dickdarm- und Magen-Meridian (→ Tabelle Seite 20 und 21).

Wichtig: Sollte Ihr Partner Beschwerden im Kopf- und Nacken-Bereich haben, beispielsweise wegen früherer Verletzungen oder ungewöhnlich starker Anspannung, verzichten Sie bitte auf die Behandlung des Nackens; beschränken Sie sich auf die Behandlung des Kopfes.

Erwärmung des Nackens:
Der Behandler erwärmt den Nacken durch sanftes Massieren zwischen Daumenballen und Finger der linken Hand.

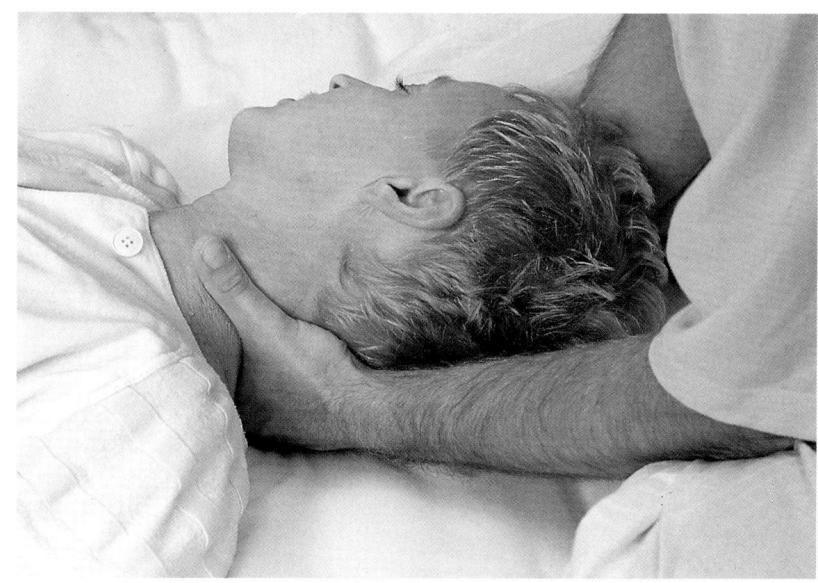

Behandlung des Nackens

Setzen Sie sich im Fersensitz hinter den Kopf Ihres Partners. Sollte er langes Haar haben, streichen Sie ihm dies zunächst aus dem Nacken. Legen Sie Ihre Hände unterhalb der Ohren an seinen Kopf, und bringen Sie Ihre Mittel- und Zeigefinger jeweils zum Punkt Gallenblase 20 (→ auch Seite 17). Winkeln Sie Ihre Finger stark an, damit Sie sich unterhalb des Schädelknochens richtig »einhaken« können. Ihr Partner soll Ihre Fingerspitzen deutlich und angenehm spüren können – fragen Sie ihn bitte danach.

Auf den Partner hören

Heben Sie den Kopf Ihres Partners etwas an, und drehen Sie ihn vorsichtig ein wenig zur rechten Seite. Ihre rechte Hand liegt jetzt als Mutterhand unter dem Kopf und hält ihn mit Hilfe des ausgestreckten Daumens und des kleinen Fingers in Balance. Mittel- und Zeigefinger der rechten Hand liegen nach wie vor fest auf dem Punkt Gallenblase 20.

79

Der Behandler
drückt mit dem
Daumen den Punkt
Gallenblase 20
(→ Seite 17) und
arbeitet danach in
der Muskelrinne
unterhalb dieses
Punktes abwärts.

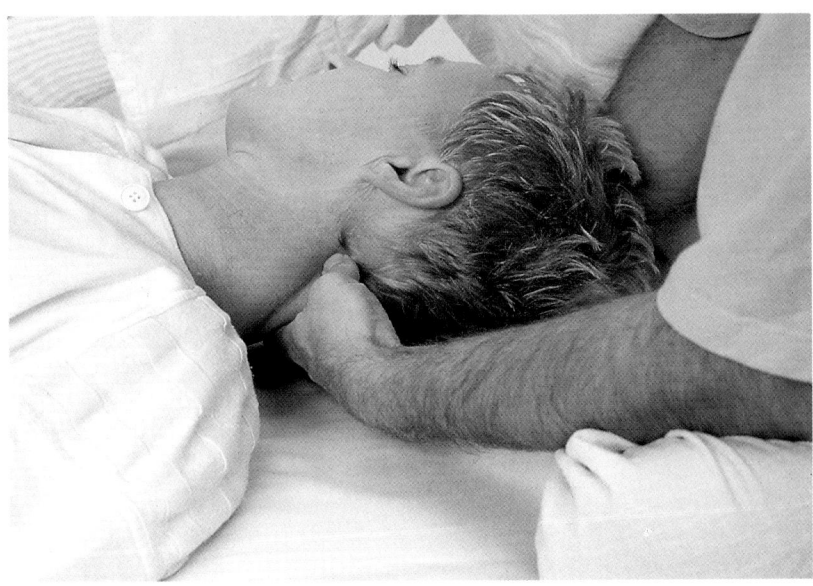

*Vorsichtig
arbeiten*

Erwärmen Sie zunächst den Nacken Ihres Partners, indem Sie ihn mit
Ihrer linken Hand zwischen Daumenballen und Fingern sanft massieren
(→ Foto Seite 79). Seien Sie bitte vorsichtig, daß Sie nicht seitlich am
Hals drücken – dies könnte für Ihren Partner unangenehm werden.
Lassen Sie Ihre Hand in kleinen Schritten einige Male am Nacken
abwärts wandern.
Drücken Sie anschließend mit Ihrem Daumen den Bereich von Gallen-
blase 20 (→ Foto oben). Arbeiten Sie in der Muskelrinne unterhalb
dieses Punktes abwärts bis zum Ansatz der Schultermuskulatur.
Drehen Sie den Kopf Ihres Partners behutsam zur linken Seite, und
behandeln Sie die rechte Nackenseite – den Nacken erwärmen, den
Punkt Gallenblase 20 mit dem Daumen behandeln, in der Muskelrinne
unter diesem Punkt abwärts arbeiten. Vergessen Sie dabei nicht Ihre
Mutterhand. Sie ist gerade am Nacken, der besonders viel Schutz
braucht, sehr wichtig.

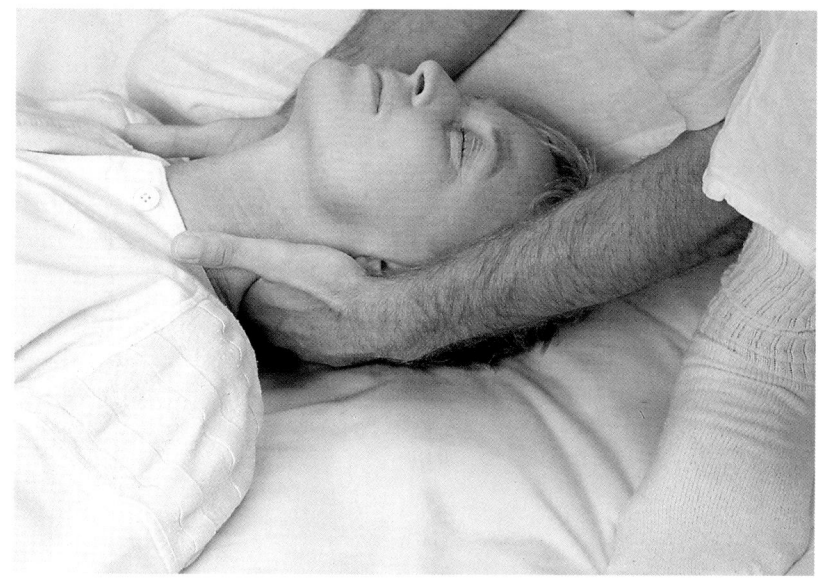

»Nackenrolle«:
Der Nacken des Partners wird sanft gestreckt; der Hinterkopf bleibt am Boden.

Es ist übrigens keine feststehende Regel, daß Sie den Kopf Ihres Partners zuerst nach rechts drehen müssen. Der Kopf sollte eigentlich zu Beginn der Kopf-Behandlung in die Richtung gedreht werden, die für den Partner angenehmer ist. Fragen Sie Ihren Partner also, welche Richtung er bevorzugt, oder finden Sie die richtige Richtung durch vorsichtiges Drehen des Kopfes selbst heraus.

Nackenrolle
Drehen Sie den Kopf wieder zur Mitte zurück, und schieben Sie Ihre Hände flach unter den Nacken, wobei Ihre Finger übereinanderliegen. Heben Sie aus dieser Position heraus den Nacken Ihres Partners sanft

Sich behutsam anlehnen

an, und lehnen Sie sich behutsam zurück. Dadurch strecken Sie den Hals Ihres Partners (⟶ Foto oben). Lassen Sie schließlich den Nacken langsam und vorsichtig wieder zum Boden sinken. Die Bewegungslinie, die Sie dabei mit Ihren Händen beschreiben, ähnelt der Schreibweise

81

Schulterdehnung durch das »Radfahren«:
Der Behandler »tritt« mit dem linken und dem rechten Fuß abwechselnd auf die rechte Schulter (links) beziehungsweise auf die linke Schulter (rechts) des Partners.

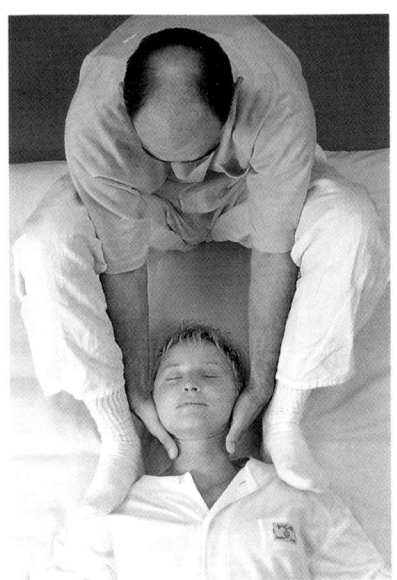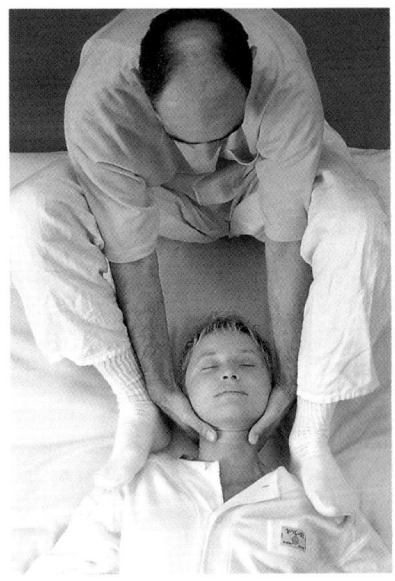

des großen D. Der Hinterkopf Ihres Partners sollte während dieser Streckung am Boden bleiben. Wiederholen Sie diese Bewegung mehrere Male.

Diese Technik wird »Nackenrolle« genannt und kann für Ihren Partner sehr wohltuend sein. Mit ihrer Hilfe lockern und strecken Sie die Halswirbelsäule, die beim aufrechten Gehen den schweren Kopf zu tragen und zu balancieren hat.

Radfahren
Schließen Sie an die »Nackenrolle« gleich das »Radfahren« an – eine sehr einfache, aber auch sehr wirkungsvolle Technik für den Nacken- und Schulterbereich.

Einfach und wirkungsvoll

Ihre Hände liegen flach unter dem Nacken Ihres Partners. Strecken Sie Ihre Arme, und stellen Sie Ihren rechten Fuß auf die rechte Schulter, Ihren linken Fuß auf die linke Schulter Ihres Partners. Drücken Sie ab-

82

Nackendehnung:
Mit dem Ausatmen des Partners hebt der Behandler dessen Kopf langsam an.

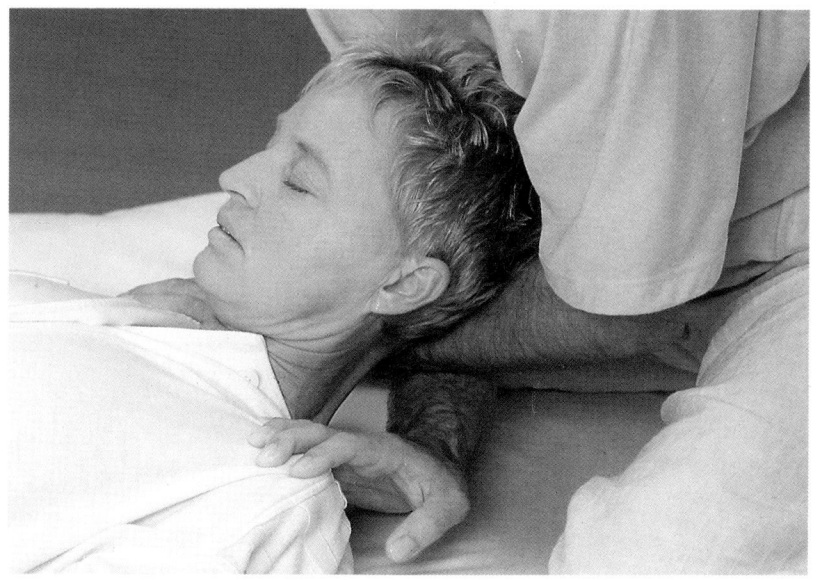

wechselnd mit dem einen, dann mit dem anderen Fuß langsam auf die Schulter. Auf diese Weise dehnen Sie die Schultern Ihres Partners (→ Fotos Seite 82).

Dehnung des Nackens
Setzen Sie die Nacken-Behandlung fort, indem Sie mit einer Hand den Kopf Ihres Partners etwas vom Boden heben. Schieben Sie Ihren freien Arm unter dem Kopf hindurch, bis Sie Ihre Hand auf die gegenüberliegende Schulter Ihres Partners legen können. Der Kopf ruht auf Ihrem Unterarm. Schieben Sie als zusätzliche Stütze Ihren anderen Arm unter

Der Kopf ist sicher gebettet

den Kopf Ihres Partners; Ihre Unterarme bilden so ein Kreuz, und der Kopf Ihres Partners liegt sicher gebettet.
Mit dem nächsten Ausatmen Ihres Partners heben Sie langsam Ihre Ellbogen und damit seinen Kopf an, so daß der Nacken gut gedehnt wird (→ Foto oben). Fragen Sie Ihren Partner, wieweit Sie dehnen

83

Die Hände des Behandlers bilden eine Schale für den Kopf des Partners; die Finger »haken« sich an der Unterseite des Schädelknochens ein.

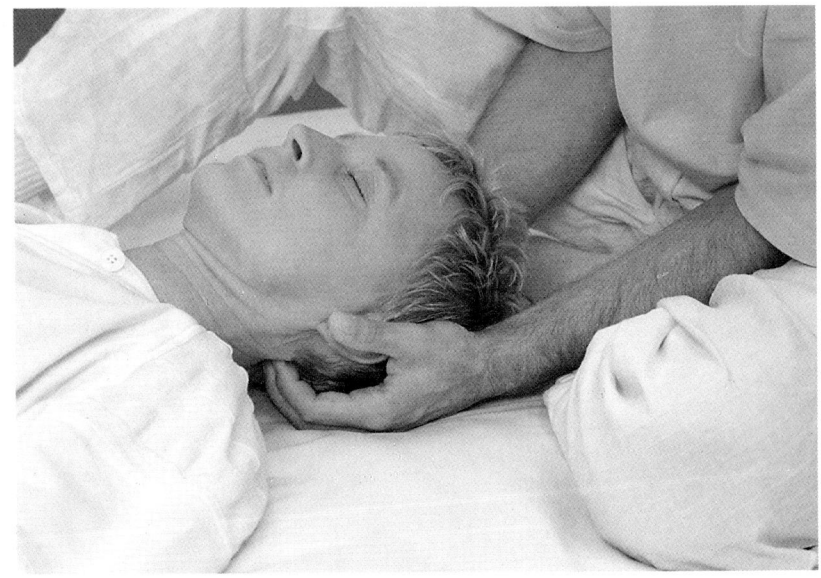

sollen. Wenn er einatmet, geben Sie etwas nach, mit dem Ausatmen dehnen Sie erneut. Tun Sie dies zwei- bis dreimal; legen Sie anschließend den Kopf langsam wieder auf den Boden.

Entspannung des Nackens
Nun kommt für Ihren Partner die angenehmste Phase der Nacken-Behandlung: das entspannte Ausruhen. Mit Hilfe Ihrer Hände können Sie ihm ein wundervolles Ruhekissen bieten.
Formen Sie mit Ihren Händen unter dem Kopf Ihres Partners eine Schale. Ihre Handrücken liegen dabei ganz am Boden auf, denn Sie sollen den schweren Kopf nicht tragen müssen. Ihre Fingerspitzen legen Sie an den Schädelrand Ihres Partners. Indem Sie Ihre Hände etwas nach vorne schieben, drücken Sie Ihre Finger gegen den Nacken (→ Foto oben). So geben Sie Ihrem Partner das sichere Gefühl, daß er gehalten wird.

Sicherer Halt

84

Finden Sie für sich selbst eine bequeme Sitz-Haltung, denn Sie sollten in dieser Position mit Ihrem Partner eine Weile zusammenbleiben. Geben Sie Ihrem Partner genügend Zeit, sich im Nacken loslassen und entspannen zu können. Beenden Sie diesen Teil der Behandlung, indem Sie Ihre Hände behutsam unter dem Kopf Ihres Partners weggleiten lassen.

Behandlung des Kopfes

Nachdem Sie den Nacken Ihres Partners ausgiebig bearbeitet haben, behandeln Sie seinen Kopf. Wenn Sie bedenken, wie vieles im Leben wir von unserem Kopf aus lenken, dann wird es verständlich, daß gerade der Kopfbereich sowohl für äußere als auch für innere Spannungen sehr anfällig ist. Diese Spannungen führen zu Kopfschmerzen und Schlaflosigkeit, zu einer »verbissenen Miene« und zu tiefen Furchen und Falten im Gesicht. Eine Kopf-Behandlung wirkt auf den ganzen Menschen beruhigend und klärend. Zudem ist es nichts Neues, daß ein entspanntes Gesicht ein schönes Gesicht ist. Verjüngen und verschönen Sie also Ihren Partner, indem Sie seinem Kopf Shiatsu geben.

Bei Spannungen und Kopfschmerz

Legen Sie Ihre Daumen übereinander auf die Stelle zwischen den Augenbrauen, etwas oberhalb der Nasenwurzel; diese Stelle wird in der östlichen Philosophie als das »Dritte Auge« bezeichnet. Ihre Fingerspitzen liegen seitlich am Kopf und stützen die Daumen. Lehnen Sie sich leicht nach vorne, und geben Sie so Druck auf Ihre Daumen. Arbeiten Sie weiter, indem Sie sich eine Linie vorstellen, die etwas oberhalb der Augenbrauen quer über der Stirn Ihres Partners verläuft. Entlang dieser Linie lassen Sie Ihre Daumen nach außen wandern – Daumenbreite für Daumenbreite –, bis Sie an den Schläfen ankommen (→ Foto oben Seite 86). Bei jedem Haltepunkt geben Sie leichten Druck. Denken Sie sich eine zweite Querlinie auf der Stirnmitte, eine dritte am Haaransatz – arbeiten Sie entlang dieser Linien in der gleichen Weise.

Mit beiden Daumen arbeiten

Wiederholen Sie diese Technik auf der Unterkante des Jochbeins – das ist der horizontale Knochenbalken auf der Höhe der Nasenspitze –, auf dem Oberkiefer und schließlich entlang der Unterkieferkante bis zum Kiefergelenk. In diesem Bereich finden Sie die starken Kaumuskeln.

Behandlung der Stirn:
Der Behandler arbeitet mit beiden Daumen auf einer gedachten Linie zu den Schläfen hin (oben).

Behandlung der Ohren:
Der Behandler massiert sanft Ohrmuschel und Ohrläppchen (unten).

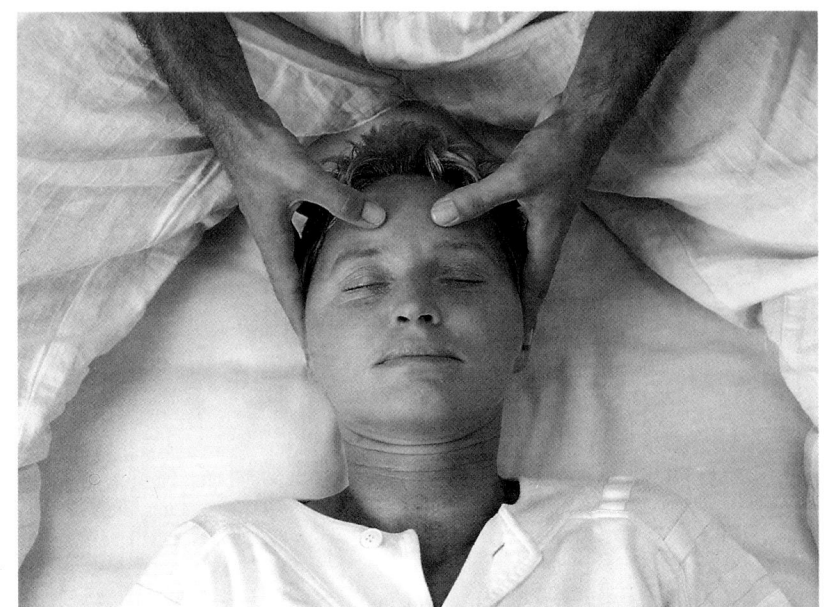

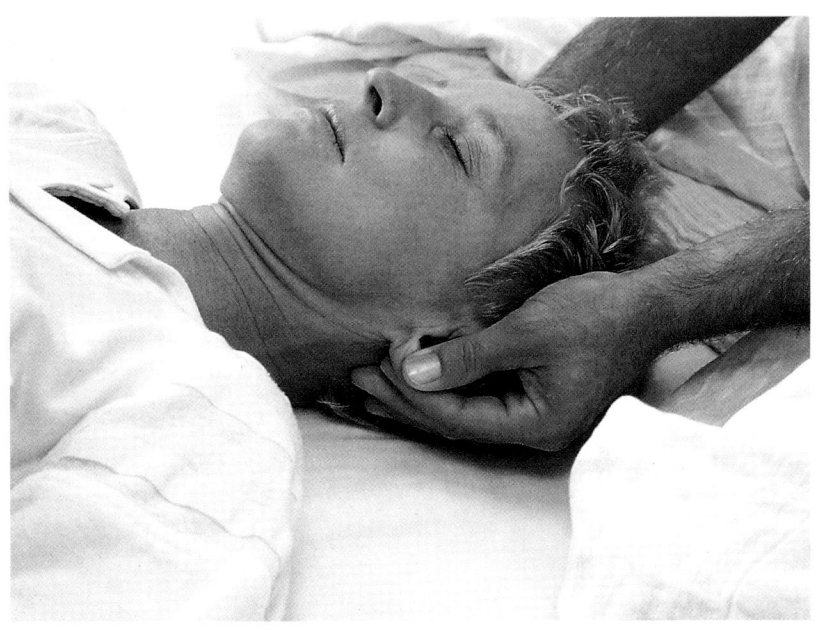

Behandlung der Kopfseiten:
Der Behandler reibt mit beiden Händen die Seiten des Kopfes des Partners; die Ohren liegen im V der gespreizten Mittel- und Zeigefinger (oben).

Abschluß der Kopf-Behandlung:
Eine Hand des Behandlers hält den Nacken des Partners, die andere liegt auf der Stirn (unten).

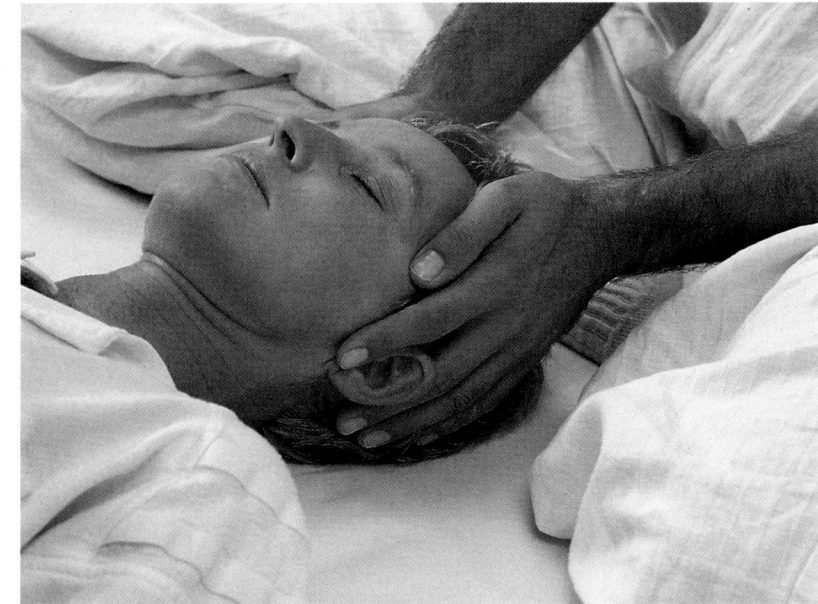

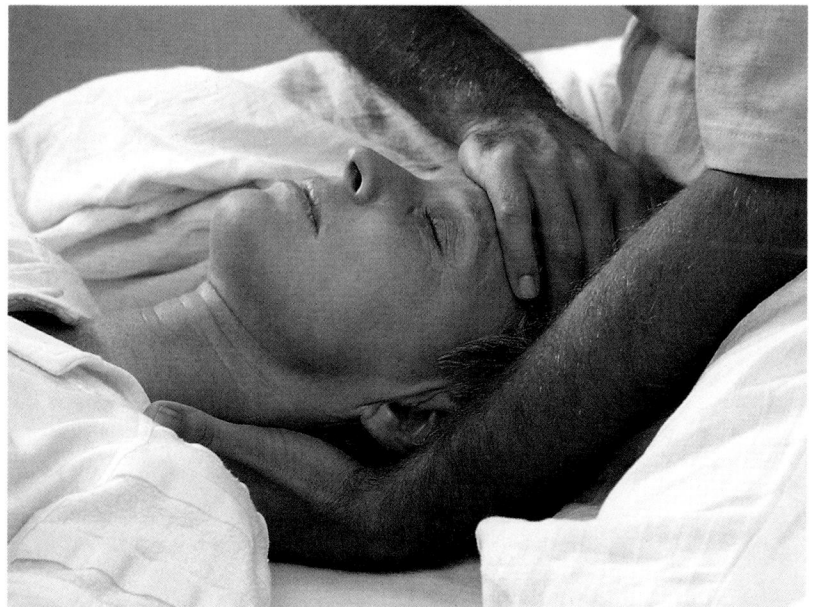

Bearbeiten Sie diesen Bereich etwas ausführlicher, denn gerade hier ist der Energiefluß oft blockiert – viele Menschen beißen die Zähne zusammen, knirschen mit den Zähnen, werden im eigentlichen Sinne »verbissen«, bekommen dadurch ein »versteinertes Gesicht« oder Kopf- und Nackenschmerzen. Versuchen Sie also, den Bereich des Kiefergelenks und der Kaumuskeln für den Energiefluß wieder durchlässiger werden zu lassen. Ihr Partner sollte dabei den Mund ein wenig öffnen.

Behandlung der Ohren

Kommen Sie schließlich zu den Ohren Ihres Partners. In ihrer Form spiegeln die Ohren einen menschlichen Embryo wider. Das Ohrläppchen entspricht dabei dem Kopf, die Ohrmuschel dem Atmungs- und Verdauungsraum, die Ohrränder der gerundeten Wirbelsäule und den Beinen.

Nach chinesischer Lehre stehen die Ohren mit den Nieren, der Quelle der vitalen Kräfte, in Verbindung. Wenn in früheren Zeiten die Lehrer ihren Schülern die Ohren lang zogen, bewirkte das nach östlicher Sicht nur Gutes. Massieren und kneten Sie Ihrem Partner die Ohren – zunächst die Ohrläppchen, dann die Ohrränder und die Ohrmuscheln. Ziehen Sie die Ohren Ihres Partners ruhig auch etwas lang (→ Foto unten Seite 86). Das wird seine Lebensenergie wachrufen.

Beruhigend und entspannend

Mit Ihren flachen Händen reiben Sie anschließend sanft die Seiten des Kopfes, wobei die Ohren Ihres Partners im V Ihrer gespreizten Zeige- und Mittelfinger liegen (→ Foto oben Seite 87). Setzen Sie diese Technik, die eine sehr beruhigende Wirkung hat, fort, indem Sie Ihre gewölbten Hände über die Ohren Ihres Partners legen.

Legen Sie Ihre gewölbten Hände auch für eine Weile über die Augen Ihres Partners, spenden Sie wohlige Wärme und entspannendes Dunkel.

Danach formen Sie mit Ihren Fingern zwei grobzahnige Kämme und fahren mit ihnen vorsichtig in die Haare Ihres Partners. Die Fingerrücken berühren dabei die Kopfhaut. Schließen Sie Ihre Finger, und ziehen Sie mehrere Male vorsichtig an den Haaren, um die Kopfhaut zu spannen. Danach drehen Sie Ihre Hände um, damit Sie die Kopfhaut Ihres Partners sanft reiben und »shamponieren« können.

Zum Abschluß der Kopf- und Nacken-Behandlung bringen Sie eine Hand unter den Nacken Ihres Partners, die andere legen Sie auf seine

Stirn (→ Foto unten Seite 87). Finden Sie wieder eine bequeme Sitz-Haltung, damit Sie und Ihre Hände für einige tiefe Atemzüge ruhig bei Ihrem Partner bleiben können. Nehmen Sie danach zuerst die Hand vom Nacken weg, dann lassen Sie langsam die andere Hand von der Stirn Ihres Partners nach hinten gleiten.

Der Abschluß

Zum Abschluß der Ganzkörper-Behandlung dem Nacken und dem Kopf Shiatsu zu geben, läßt Ihre Behandlung ruhig und tief entspannt ausklin-gen. Sie können aber auch mit einer Fuß-Behandlung oder mit dem Halten des Hara Ihr Shiatsu beenden. In jedem Fall sollte der Abschluß für Ihren Partner spürbar sein. Lassen Sie einfach Ihre Hände in dem Körperbereich, den Sie als letztes behandelt haben, entspannt eine Weile liegen. Spüren Sie Ihrer Behandlung nach, genießen Sie einige Atemzüge lang die Ruhe und das Zusammensein mit Ihrem Partner. Wenn Sie das Gefühl haben, daß für Sie und auch für Ihren Partner der Zeitpunkt des Auseinander-Gehens gekommen ist, nehmen Sie behut-sam Ihre Hände weg. Vielleicht fragen Sie Ihren Partner noch, ob er bequem liegt, ob er ein Kissen unter dem Kopf oder unter den Beinen wünscht oder ob er möchte, daß Sie ihn zudecken. Lassen Sie Ihren Partner dann einige Zeit ruhen.

Für den Partner deutlich spürbar

Fragen Sie auch sich selbst, wie es Ihnen geht. Im Idealfall sollten Sie sich nach Ihrer Behandlung ebenso entspannt fühlen wie Ihr Partner. Sie haben allerdings Arbeit geleistet, die in erster Linie geistige Konzen-tration und Aufmerksamkeit von Ihnen verlangte. Einige tiefe Atemzüge werden Sie jetzt erfrischen. Lassen Sie Ihren Partner ruhig einige Minu-ten alleine, kühlen Sie Ihre Hände unter kaltem Wasser, erfrischen Sie sich, gehen Sie an die frische Luft, dehnen und strecken Sie sich. Kehren Sie zu Ihrem Partner zurück. Fragen Sie ihn, wie es ihm geht; lassen Sie sich von ihm alles erzählen. Vergessen Sie am Ende nicht, sich bei Ihrem Partner für das Vertrauen zu bedanken, das er Ihnen entgegengebracht hat.

Den Dank nicht vergessen

Zum Nachschlagen

Sachregister

Für Körper und Seele

Immer mehr Menschen interessieren sich für Naturmedizin. Denn natürliche Heilmethoden stärken die Selbstheilungskräfte und ermöglichen eine schonende und trotzdem wirksame Behandlung. Die Reihe **Ratgeber Naturmedizin**, geschrieben von erfahrenen Ärzten und Therapeuten, stellt anerkannte Naturheilverfahren und bewährte Hausmittel für die Selbsthilfe vor.

Gesundsein bedeutet aber auch, daß Körper, Geist und Seele in Einklang sind. Die Reihe **Ganzheitlich leben** zeigt Wege und Methoden, die zu Gelassenheit, Kraft, Energie und letztlich zu Harmonie mit sich selbst führen.

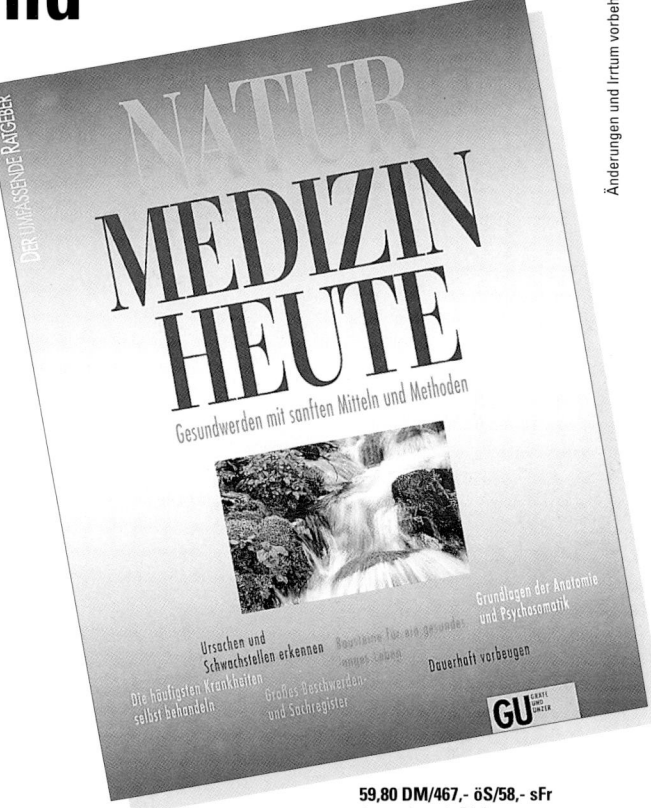

59,80 DM/467,- öS/58,- sFr
Ausgabe mit Disketten:
98,- DM/765,- öS/92,- sFr

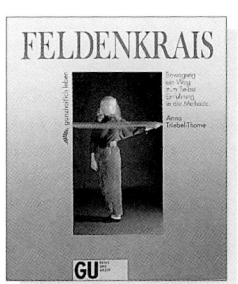

19,80 DM/155,- öS/19,80 sFr

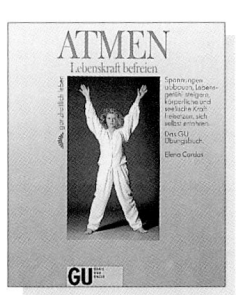

19,80 DM/155,- öS/19,80 sFr

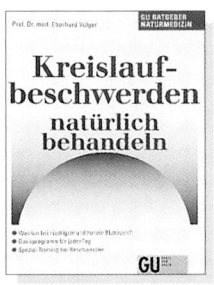

19,80 DM/155,- öS/19,80 sFr

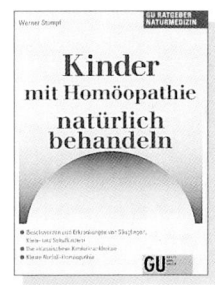

19,80 DM/155,- öS/19,80 sFr

Mehr draus machen. Mit GU.

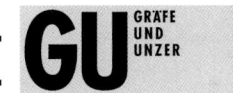

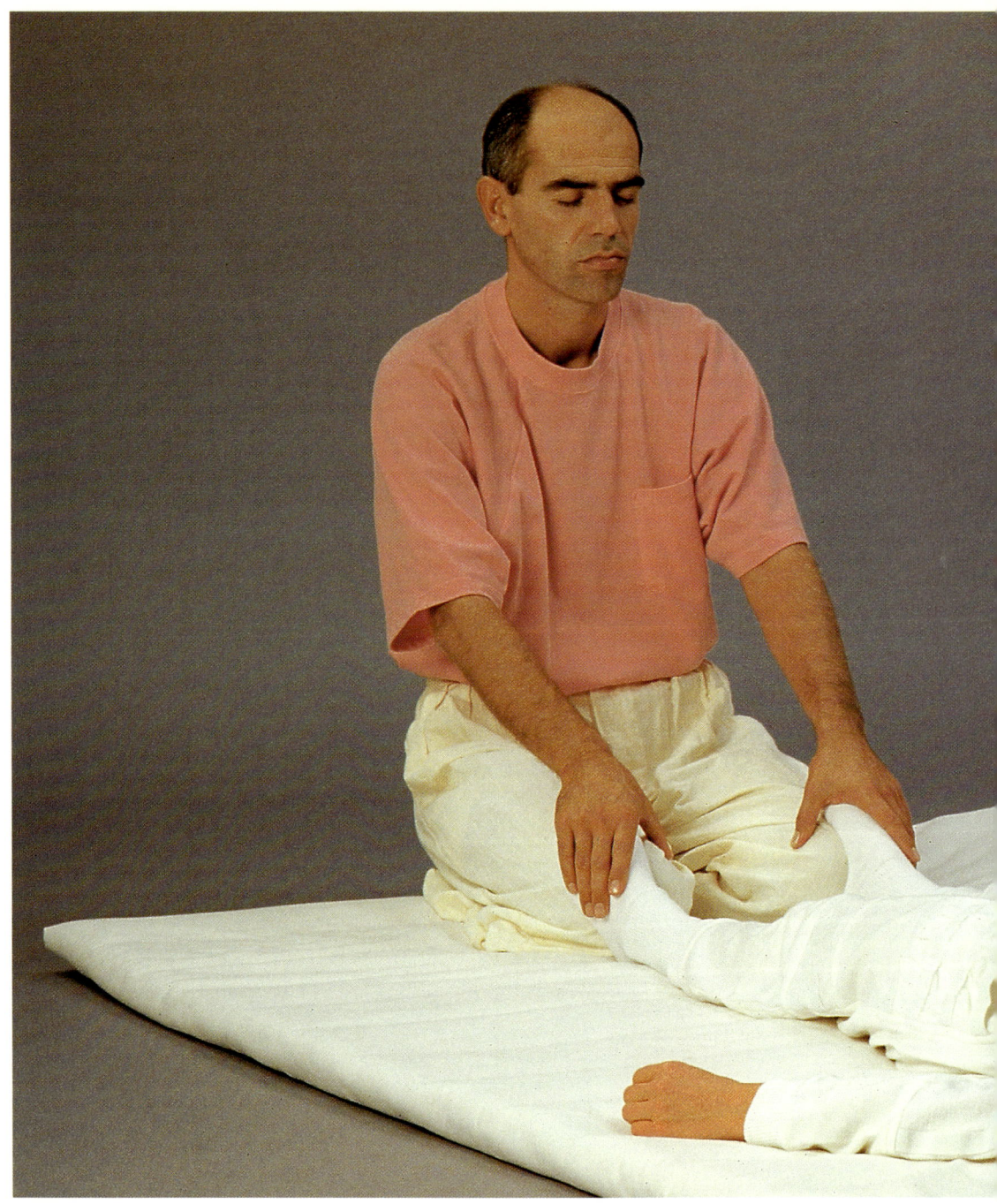

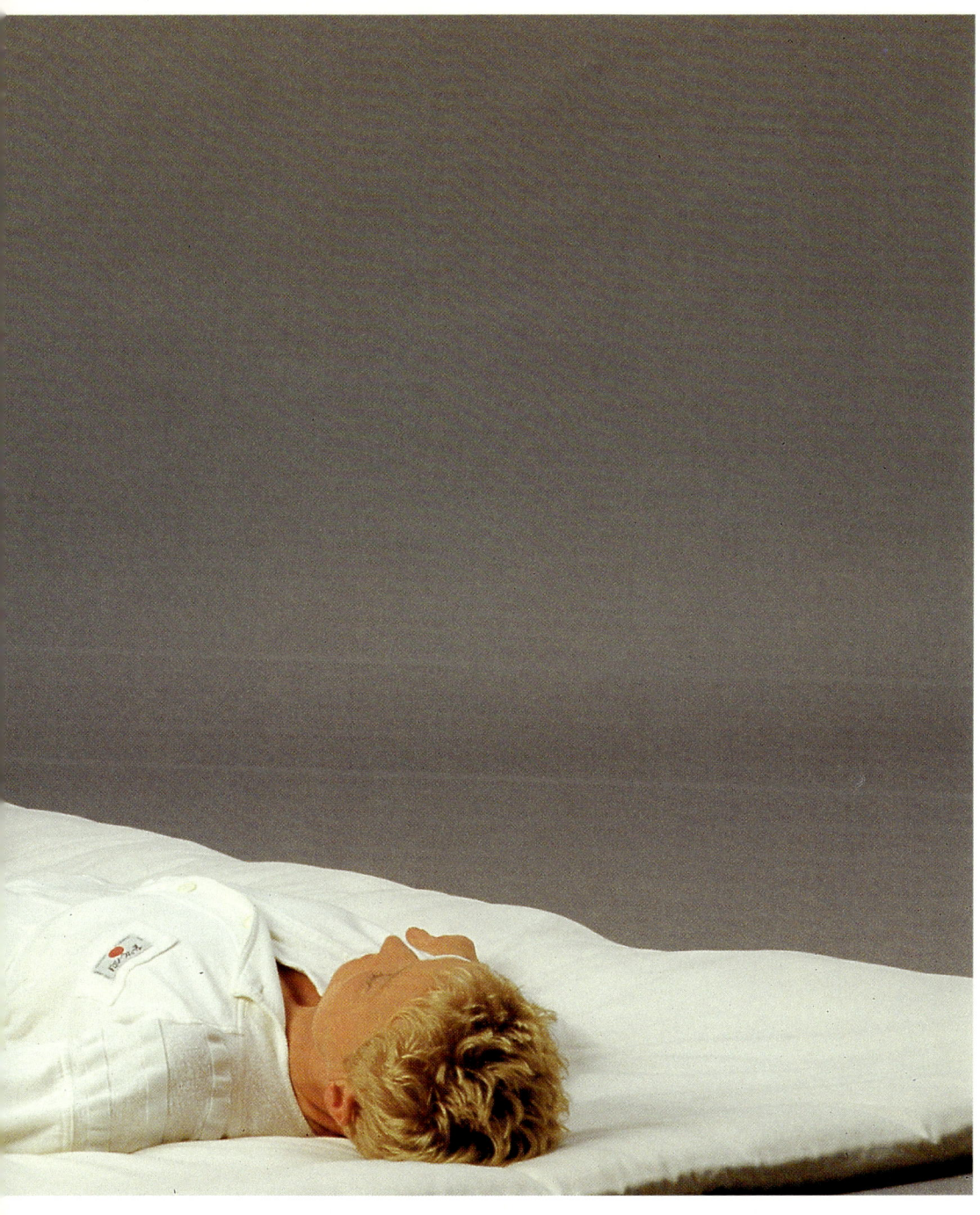

Literatur für Anfänger

Namikoshi, Tokujiro, *Shiatsu. Heilung durch die Fingerspitzen.* Goldmann Verlag.
Die Namikoshi-Technik ist die in Japan offiziell anerkannte Shiatsu-Methode. Hierzu gibt das Bändchen eine gute Übersicht.

Rappenecker, Wilfried, *Yu Sen – Sprudelnder Quell. Shiatsu für Anfänger.* SSG Verlag, Waldeck.
Ein empfehlenswertes Buch für Anfänger; mit einer Darstellung aller Meridiane und knapper Funktionsbeschreibung.

Ohashi, Wataru, *Shiatsu. Die japanische Fingerdrucktherapie.* Bauer Verlag, Freiburg.
Immer noch ein Klassiker zum Thema Shiatsu. Mit detaillierten Darstellungen und Beschreibungen von Tsubos und Meridianen, mit zahlreichen Abbildungen von einfachen Techniken. Gut geeignet für Anfänger.

Literatur für Fortgeschrittene

Dürckheim, Graf Karlfried, *Hara. Die Erdmitte des Menschen.* O.W.Barth Verlag, Weilheim.
Ein äußerst wichtiges und lesenswertes Buch, um den »Quell-grund« aller Zen-Künste und der japanischen Kultur verstehen zu können.

Connelly, Dianne, *Traditionelle Akupunktur. Das Gesetz der Fünf Elemente.* Anna-Christa Endrich Verlag, Heidelberg.
Eine hervorragende Einführung in die östliche Medizin. Die Kapitel über die »Fünf Elemente« tragen viel zum Verständnis der Meridiane bei.

Lao Tse, *Tao Te King.* Diederichs Verlag, Köln.
Eines der großen Weisheits-bücher der Welt, in dem die Widersprüchlichkeit des Lebens und deren Aufhebung im Tao dargestellt ist.

Masunaga, Shizuto / Ohashi, Wataru, *Das große Buch der Heilung durch Shiatsu.* Scherz Verlag, München.
Geeignet für Shiatsu-Erfahrene, für Anfänger eher ungeeignet.

Adressen, die weiterhelfen

Zentren des Europäischen Shiatsu-Instituts (E.S.I.) gibt es in der BRD, der Schweiz, Österreich und Italien. Wenn Sie bei diesen Instituten Informations-Material anfordern, legen Sie bitte einen frankierten Umschlag für die Rücksendung bei.

Deutschland:
ESI München, Klaus Metzner, Marktstraße 8, 80802 München
ESI Berlin, David Bradfield, Boddinstraße 59, 12053 Berlin
ESI Heidelberg, Anna-Christa und Bruno Endrich, Klingenweg 20, 69118 Heidelberg
ESI Münster, c/o Sobi, Achtermannstraße 10–12, 48143 Münster

Schweiz:
ESI Schweiz, Austraße 49, CH – 8045 Zürich

Österreich:
ESI Wien, Roberto Preinreich, Kaunitzgasse 16/10, A – 1060 Wien

Italien:
IES Roma, Gabriella und Lorenzo Poli, Via A. Barilatti, 72, I – 00144 Roma
IES Torino, c/o I.B.T.N.R., Via Mantova, 34, I – 10153 Torino
IES Milano, Patrizia Stefanini, Viale Monza, 51, I – 20125 Milano